Du même auteur, aux éditions Leduc.s

Future maman, mode d'emploi, c'est malin, 2018
Cuisine de l'étudiant en 87 recettes, c'est malin, 2017
Mes petites recettes magiques yaourts et laits fermentés, 2017
Le grand livre des cures détox, 2017
Ma bible des aliments qui soignent, 2016

Retrouvez la bibliographie complète de l'auteure sur notre site :
www.editionsleduc.com/alix-lefief-delcourt

Maquette : Sébastienne Ocampo
Illustrations : Fotolia

29 boulevard Raspail
75007 Paris – France
ISBN : 979-10-285-0957-6

ALIX LEFIEF-DELCOURT

LE GRAND LIVRE DES SECRETS DU CITRON

SANTÉ, BEAUTÉ, MAISON

LEDUC.S
PRATIQUE

SOMMAIRE

INTRODUCTION

Parfumé, vitaminé, rafraîchissant… en cuisine, le citron sait se rendre indispensable !

Mais cet agrume star est aussi un précieux allié dans de nombreux autres domaines de notre vie quotidienne : beauté, santé, maison… Il est par exemple incontournable en cas de troubles digestifs ou de petits bobos ; il est idéal pour les soins des peaux « à problèmes » ou des cheveux gras ; il est incomparable pour désinfecter les surfaces ou assainir l'air ambiant ; il est irremplaçable pour éviter à l'avocat ou à la banane de noircir…

Découvrez les mille et une façons de profiter de ses multiples bienfaits !

PARTIE 1

TOUT SAVOIR SUR LE CITRON

CHAPITRE 1 PORTRAIT EXPRESS DU CITRON

Sous sa belle écorce jaune, le citron recèle de nombreux secrets…

UN ZESTE D'HISTOIRE…

Le citron est le fruit du citronnier, un arbre épineux qui peut mesurer jusqu'à 5 m de hauteur. Il serait originaire d'Asie, et plus précisément du Cachemire, une région montagneuse du sous-continent indien.

Le citron (*Citrus limon*) que nous connaissons aujourd'hui serait en réalité un hybride de plusieurs espèces de citrus, le cédratier (*Citrus medica*) et le bigaradier (*Citrus aurantium*). Dans cette grande famille des citrus, on trouve aussi de nombreux autres fruits, comme le pomélo, l'orange, la mandarine…

Au premier millénaire avant notre ère, la culture des agrumes s'étend vers le pourtour méditerranéen, l'Égypte et la Grèce. C'est surtout l'ancêtre du citron, le cédrat, qui y est alors cultivé. Ce sont les Arabes qui favorisent l'expansion du citron à plus large échelle. Ils l'appellent alors *li mûm*, qui deviendra *limon* en espagnol, *lemon* en anglais, et donnera naissance au mot « limonade ». Et c'est grâce à Christophe Colomb qu'il s'implante ensuite en Amérique. Aujourd'hui, le citronnier est cultivé dans toutes les zones tempérées du globe.

CHAIR, ZISTE ET ZESTE, TOUT EST BON DANS LE CITRON !

Du cœur vers l'extérieur, toutes les parties du citron ont leurs particularités, et des bienfaits spécifiques.

N'oubliez pas les **feuilles du citronnier**, délicieuses en cuisine (avec du poisson ou même de la mozzarella gratinée, voir nos recettes p. 187 et 183) ou bien en infusions. Vous profiterez ainsi de leur goût délicatement citronné et des bienfaits tonifiants de leurs huiles essentielles. Mais attention à ne pas consommer de résidus de pesticides : prélevez vos feuilles de citronnier sur des fruits issus de l'agriculture biologique. Autre solution : faire pousser votre propre citronnier ! En quelques semaines, vous obtiendrez un joli petit arbuste, dont vous pourrez utiliser les feuilles. Pour les fruits, il vous faudra plusieurs années de patience !

La chair du citron. Elle est contenue dans les quartiers, qui renferment eux-mêmes des vésicules riches en jus et en pépins. Chaque quartier, ou segment, est enveloppé par l'endocarpe. On consomme le plus souvent cette chair sous forme de jus, car elle est acide au goût.

Le flavédo, ou exocarpe, est la pelure jaune du fruit. Il est composé de multiples alvéoles contenant de l'huile essentielle. On l'utilise en cuisine sous forme de zestes. Pour récupérer cette écorce, on peut la râper à l'aide d'un zesteur, d'une râpe ou d'un épluche-légumes. Ne râpez pas trop profondément le fruit, cela donnerait un goût amer au zeste.

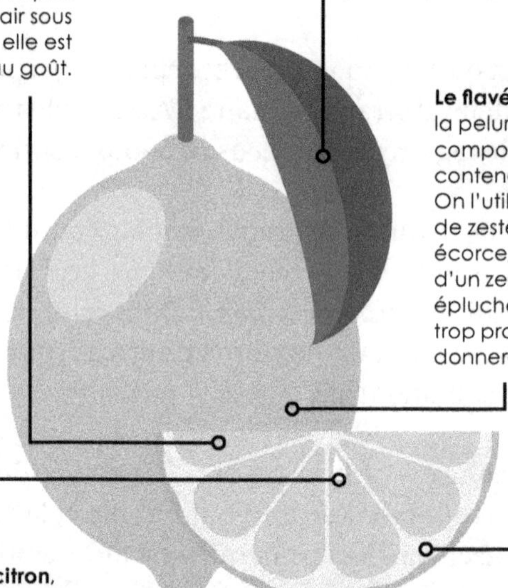

Les pépins de citron, quant à eux, peuvent bien sûr être replantés pour donner naissance à un nouveau citronnier (voir page ci-contre). La magie de la nature et de la vie !

L'albédo (aussi appelé mésocarpe ou ziste) est la sous-couche blanche et épaisse qui sépare la chair du zeste (l'écorce). En raison de son goût amer, on a tendance à le jeter, notamment quand on zeste le citron. Et pourtant, c'est une excellente source de pectine (une fibre), de limonène et de flavonoïdes (la suite de ce livre vous dévoilera comment profiter de tous ces bienfaits !).

FAIRE POUSSER SON CITRONNIER, MODE D'EMPLOI

Récupérez une dizaine de pépins de citron (bio de préférence) et conservez-les sur une coupelle recouverte de 5 ou 6 épaisseurs de papier absorbant humide. Vaporisez tous les matins avec de l'eau de source ou de pluie : le germe va commencer à pousser. Une fois que les tiges sont hautes, 6 à 7 cm environ, transplantez-les, avec leurs racines, dans un pot rempli de terreau léger. Exposez-le à la lumière et à la chaleur. Le citronnier va ainsi se développer. Veillez à maintenir le terreau humide. Vous pourrez sortir votre citronnier aux beaux jours.

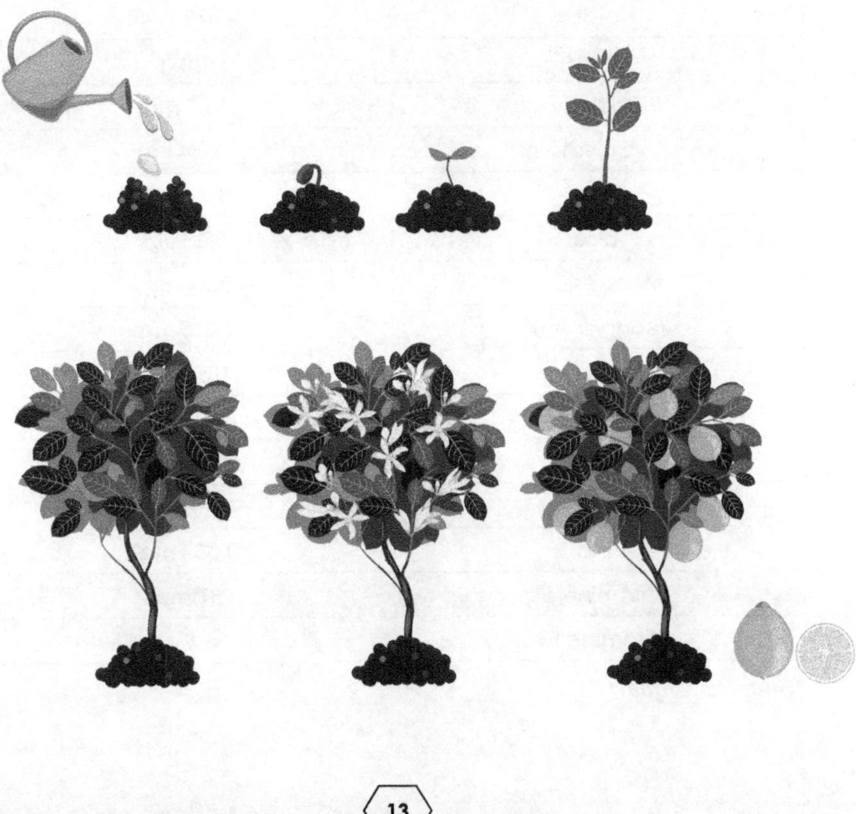

QUE CONTIENT LE CITRON ?

Le citron contient principalement… de l'eau, ainsi que des vitamines et des minéraux. C'est par ailleurs un fruit très peu sucré : 3,1 g de glucides pour 100 g contre 8 à 10 g pour la plupart des fruits.

Voici la composition nutritionnelle complète du citron :

CITRON, PULPE, CRU, POUR 100 G	
Calories	39,1 kcal
Eau	89 g
Protéines	0,84 g
Glucides	3,1 g
Lipides	0,7 g
Fibres	1,2 g
Calcium	13,7 mg
Cuivre	0,034 mg
Fer	0,34 mg
Iode	0,65 µg
Magnésium	8,54 mg
Manganèse	0,015 mg
Phosphore	18,4 mg
Potassium	157 mg
Sélénium	2,09 µg
Sodium	0,99 mg
Zinc	0,054 mg
Vitamine C	51 mg
Vitamine B9	21,5 µg

(Source : Ciqual)

De la vitamine C en grande quantité

Avec une teneur de 51 mg pour 100 g, le citron figure au palmarès des aliments les plus riches en vitamine C. À titre de comparaison, l'apport nutritionnel conseillé aujourd'hui en France est de 110 mg par jour (même si certains experts recommandent de le doubler, voire de monter jusqu'à 400 mg par jour chez les personnes non fumeuses en bonne santé, et encore plus chez les fumeurs ou les personnes souffrant d'une infection, d'un cancer…).

La vitamine C joue un rôle essentiel dans de nombreuses fonctions de l'organisme.

- C'est un puissant antioxydant, qui permet de lutter contre les radicaux libres, et donc tous les processus de vieillissement.
- Elle renforce les défenses immunitaires contre certaines infections virales et bactériennes, tout en conjuguant une action antiseptique. Ce qui explique pourquoi elle est incontournable pour soigner tous les bobos de l'hiver : rhume, grippe, angine…
- Son action est également détoxifiante, permettant notamment l'élimination des métaux lourds.
- Elle favorise l'absorption du fer non héminique (celui contenu dans les végétaux).
- Elle normalise le taux de sucre dans le sang.
- Elle favorise le métabolisme du cholestérol.
- Elle renforce le tissu de soutien et protège les tendons, les ligaments et le cartilage. Ce qui la rend indispensable chez les sportifs notamment !
- Elle a une action cicatrisante.
- Elle a des propriétés tonifiantes.

Autre atout : dans le citron, la vitamine C est accompagnée de composés flavonoïdes (naringide, hespéridoside…), appelés de manière globale « vitamine P », et qui renforcent l'action de la vitamine C (voir aussi p. 18).

Le conseil en +

La vitamine C du citron a l'avantage d'être bien conservée grâce à la peau épaisse du fruit. En revanche, une fois le citron coupé ou pressé, elle disparaît très vite. Elle est en effet particulièrement sensible à l'eau, à la chaleur, à l'air et à la lumière. Voilà pourquoi il faut consommer rapidement son jus de citron fraîchement pressé, et ne pas le diluer dans de l'eau trop chaude (voir aussi les explications p. 20).

POUR LA PETITE HISTOIRE…

Pendant des siècles, de nombreux marins embarqués sur des navires au long cours mouraient d'une maladie terrible : le scorbut. Leurs dents se déchaussaient jusqu'à tomber, des œdèmes apparaissaient sur leurs membres, puis ils étaient victimes d'hémorragies avant de mourir d'épuisement ou d'une infection respiratoire. Environ 60 % de l'équipage du célèbre explorateur portugais Vasco de Gama périt dans ces conditions lors de la première traversée vers les Indes ! C'est au XVIIIe siècle qu'un médecin de la Marine royale britannique, James Lind, trouve le remède à cette maladie : embarquer des cargaisons de citrons et d'oranges sur les navires afin que les marins en consomment régulièrement. Si le remède avait été trouvé, il faudra encore quelques années pour identifier le composé, présent notamment dans les agrumes, qui permettait de prévenir la maladie, par la stabilisation du collagène : la fameuse vitamine C.

Des minéraux à la pelle

Le minéral le plus présent dans le citron est le **potassium**. C'est ce qui explique pourquoi, malgré sa saveur acide, le citron n'est pas acidifiant mais alcalinisant : le potassium, lors de son métabolisme, libère en effet des résidus qui vont permettre de rétablir l'équilibre acido-basique. Voir aussi p. 42.

Le citron affiche par ailleurs des taux intéressants de **calcium** et de **fer**, substances d'autant mieux assimilées en présence de vitamine C et d'acides organiques, en bonne quantité dans le citron.

Ce fruit contient enfin des traces d'autres minéraux **(sélénium, fluor, iode…)**, présents sous une forme bien assimilable. Une aide précieuse pour combler nos besoins quotidiens.

Des acides organiques bénéfiques pour la santé

Le citron est particulièrement riche en acides organiques, qui lui confèrent une grande partie de ses bienfaits santé : en moyenne 5 g pour 100 g. Parmi eux, l'acide citrique est prédominant : c'est lui qui donne à ce fruit sa saveur acidulée si particulière. Notez que le citron est le fruit dont le pH* est le plus bas : inférieur à 3.

L'acide citrique présente de nombreux atouts :

- Il aide à digérer.
- Il combat la fermentation dans les intestins (qui peut être à l'origine des ballonnements).
- Il favorise l'assimilation des minéraux, en particulier du fer.
- Il a par ailleurs une action diurétique.
- Il participe à la prévention des calculs rénaux.

* pH = potentiel hydrogène. Il permet de mesurer l'acidité ou au contraire l'alcalinité d'une solution, d'un aliment… Plus le pH d'un aliment est bas, plus il est acide. Plus il est élevé, plus il est alcalin.

De précieux antioxydants (flavonoïdes et limonoïdes)

Le citron contient plusieurs types d'antioxydants, notamment des **flavonoïdes (ériocitrine et hespéridine)**. Toutes les parties du citron en contiennent, mais c'est la partie blanche de l'écorce de citron qui en est la plus riche. Ces pigments jaunes sont particulièrement intéressants pour le maintien en bonne santé.

- Ils ont une action antioxydante. En clair, ils aident à lutter contre les radicaux libres responsables du processus de vieillissement, permettant ainsi de prévenir l'apparition des maladies cardio-vasculaires, de certains cancers et maladies chroniques.
- Ils protègent les vaisseaux sanguins.
- Ils ont une action anti-inflammatoire.
- Ils aident à prévenir les allergies.
- Ils sont par ailleurs capables d'amplifier l'action des vitamines, en particulier de la vitamine C. L'association vitamine C + flavonoïdes (vitamine P), comme dans le citron, est donc particulièrement bénéfique pour la santé.

Le citron contient aussi des **limonoïdes (limonine et nomiline)**, en particulier dans les pépins et dans la chair (jus). Des études ont montré que ceux-ci pourraient, chez l'animal, ralentir la progression des tumeurs et des métastases. Dans le citron, la synergie de tous ces composants se révèle particulièrement intéressante, en décuplant l'efficacité de chacun.

Des fibres douces

Les fibres du citron sont principalement constituées par des **celluloses** et des **hémicelluloses**, ainsi que par la **pectine**, que l'on trouve principalement dans le ziste, la peau blanche et épaisse située sous le zeste, et les petites peaux blanches entre les quartiers. Si vous consommez le citron sous forme de jus, vous ne bénéficierez donc pas des apports en pectine : il faut le consommer entier (par exemple en le mixant) pour en profiter.

La pectine a plusieurs effets bénéfiques :

- Elle régularise le fonctionnement intestinal (aussi bien en cas de constipation que de diarrhée).
- Elle a une action détox.
- Elle a une action bénéfique sur le taux de cholestérol (elle améliore le ratio cholestérol LDL/cholestérol HDL, en d'autres termes, le ratio « mauvais » cholestérol/« bon » cholestérol).
- Elle agit aussi sur le taux de sucre sanguin.
- Elle apporte une sensation de satiété.
- Des études ont montré son action bénéfique contre la prolifération de certaines tumeurs, mais uniquement in vitro pour le moment.

Du limonène, la molécule parfumée

Le limonène est la molécule qui donne au citron son parfum si caractéristique. Contenu dans la peau du fruit ainsi que dans le ziste, c'est le principal composant de l'huile essentielle de citron. Il présente plusieurs bénéfices pour la santé :

- Il est antioxydant.
- Il a une action anti-inflammatoire.
- Selon certaines études, il pourrait être efficace dans la prévention des tumeurs.

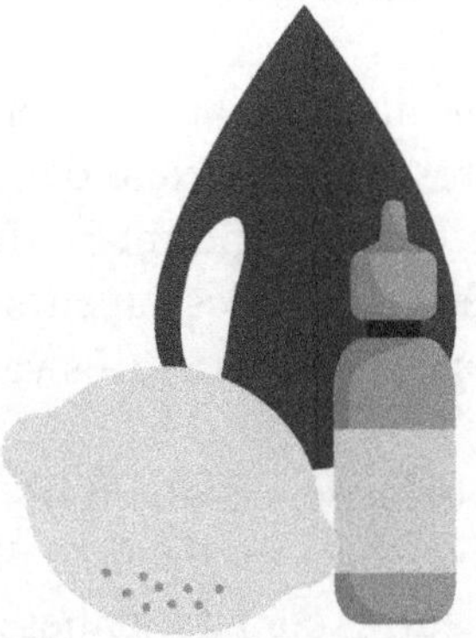

DES EXPRESSIONS
QUI NE MANQUENT PAS DE CITRON !

- Se presser le citron/se creuser le citron = se torturer l'esprit, faire de gros efforts pour essayer de comprendre.
- Presser quelqu'un comme un citron = l'exploiter.
- Ne rien avoir dans le citron = ne pas réfléchir avant d'agir.
- En avoir dans le citron = être intelligent.
- Être jaune comme un citron = avoir l'air malade.
- En baver des ronds de citron = être dans une situation très pénible, souffrir.

L'ART DE CHOISIR ET DE CONSERVER LE CITRON

Bien choisir son citron

Aujourd'hui, la production mondiale de citrons se concentre principalement en Inde, au Mexique, en Argentine, en Chine et au Brésil. 4 000 tonnes environ sont produites en France, dans les Alpes-Maritimes et en Corse, ce qui est peu à l'échelle de l'Europe, qui en produit quant à elle plus de 1,3 million de tonnes par an (Espagne, Italie et Grèce surtout).

Seules quelques variétés de citrons sont commercialisées en France. La plus courante est Eureka, une variété d'origine californienne qui pousse toute l'année et en abondance. Mais il existe de très nombreuses autres variétés, avec des saveurs, des couleurs, des degrés d'acidité ou des teneurs en sucre très variés.

En Europe, sept variétés disposent d'une IGP (Indication géographique protégée), dont une seule en France, depuis 2015, pour le citron de Menton. Les six autres sont italiennes : *limone di Sorrento, limone Costa d'Amalfi, limone di Siracusa*… Notez que le « citron vert » n'est pas une variété de citron, mais un agrume bien spécifique : la lime, fruit du limettier.

ZOOM SUR LE CITRON DE MENTON

Cultivé sur des terres en terrasse situées entre mer et montagne, sur des sols caractéristiques appelés « grès de Menton », le citron de Menton bénéficie d'un climat doux sous influence maritime et de brumes lors de la saison chaude. Résultat : un fruit peu sucré, au goût acidulé mais sans amertume. Son écorce développe un parfum intense, axé sur les arômes de citronnelle fraîche. Il est de couleur jaune clair à jaune verdâtre lorsqu'il est « primeur », jaune clair intense et lumineux à maturité optimale et jaune vif, presque fluorescent, en plein hiver. Récolté à la main, ce citron n'est pas ciré et ne subit aucun traitement chimique après la récolte.

En pratique, pour choisir vos citrons, fiez-vous à ces signes :

- Le citron doit être **lourd** (c'est la garantie qu'il contient beaucoup de jus) **et ferme** (mais pas dur). Sa peau doit être bien jaune. Les taches vertes indiquent que le citron a un taux d'acidité plus élevé.
- Préférez les citrons à la **peau fine et lisse**, qui auront plus de chair, et donc plus de jus, que les citrons à la peau épaisse et rugueuse.
- Prudence si le citron est **brillant** : cela signifie sûrement qu'il a été pulvérisé avec un produit destiné à le lustrer (voir ci-après).
- La **présence de feuilles** (bien vertes et fraîches) est le signe qu'il a été cueilli récemment et qu'il n'a pas été pulvérisé avec un conservateur ou un produit pour le lustrer (qui fait flétrir les feuilles).

- Il existe **plusieurs calibres** de citrons : les plus courants sont les calibres 4 (125 g) et 5 (100 g).
- **Bio ou non bio ?** Sachez que les citrons issus de l'agriculture conventionnelle sont traités avec des pesticides, pendant leur culture ou après la récolte, pour éviter leur pourrissement notamment. Certains de ces pesticides peuvent être particulièrement toxiques. C'est le cas de l'imazalil, ou dichlorophényl(éthyl) imidazole, et du thiabendazole (E233), qui sont des fongicides. Le premier est classé comme cancérogène probable, toxique pour la reproduction et neurotoxique. Le second, lui, est toxique pour la santé et l'environnement, et peut provoquer des troubles digestifs. De plus, les citrons issus de l'agriculture conventionnelle sont souvent recouverts de cire artificielle qui permet d'améliorer leur conservation. Or ces cires peuvent provoquer des allergies chez certaines personnes. Sachez aussi que la mention « non traité » signifie que le citron n'a pas été traité… après récolte. Ce qui laisse supposer qu'il l'a été pendant la culture… Un citron non traité gardera donc certes moins de résidus qu'un citron conventionnel, mais ce n'est pas une garantie totale.
  En pratique, pour éviter tout risque d'intoxication, privilégiez toujours les citrons bio aux citrons non bio, surtout quand vous utilisez l'écorce (qui concentre les résidus) : gâteaux, boissons… N'oubliez pas que même si votre citron est bio, il faut le laver (voir la marche à suivre p. 25). Et ne demandez plus de rondelle de citron dans votre eau pétillante au restaurant, sauf si vous avez l'assurance qu'il s'agit d'un citron bio (ce qui est rare !).

ET LE JUS DE CITRON EN BOUTEILLE ?

Le citron déjà pressé, commercialisé en bouteille, peut sembler une bonne alternative pour les gens... pressés (par le temps !). Dans la réalité, ce type de produit, souvent fabriqué à base de jus concentré, est beaucoup moins riche en vitamine C qu'un vrai jus de citron fraîchement pressé. Rappelez-vous en effet que la vitamine C est fragile et s'oxyde rapidement à la lumière et à l'air.

De plus, ces produits contiennent souvent d'autres ingrédients que du jus de citron : de l'eau, du jus d'orange concentré, de l'acide citrique, de la pulpe et de l'extrait naturel de citron (liste des ingrédients d'une boisson au citron à diluer très connue). D'autres produits contiennent, quant à eux, de l'huile essentielle de citron et des conservateurs. On est donc un peu loin d'un vrai jus de citron pressé à la maison...

Sans oublier que les citrons qui ont servi à leur fabrication sont issus de l'agriculture conventionnelle et qu'ils sont à coup sûr bourrés de résidus de pesticides. Seules les bouteilles de jus de citron bio s'en sortent mieux, en affichant une composition 100 % jus de citron (il n'en reste pas moins que toute la vitamine C a disparu).

Quant au « sirop de citron », oubliez-le tout de suite : c'est un concentré de sucre avec un tout petit peu de citron.

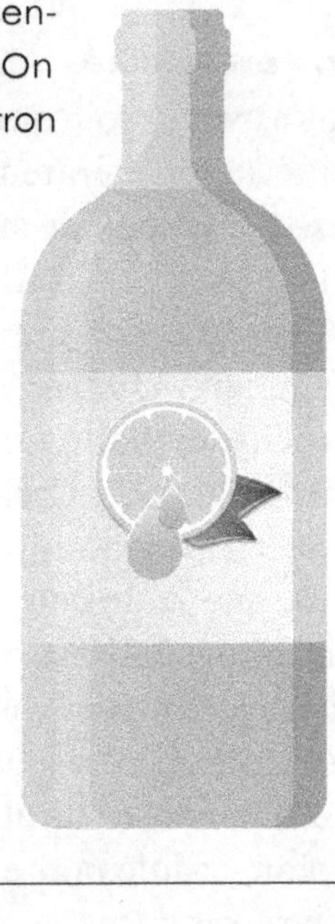

Bien conserver son citron

Quand il n'est pas entamé

- Le citron se conserve sans problème pendant 1 à 2 semaines à température ambiante.
- L'entreposer dans le bac à légumes de votre réfrigérateur prolongera sa durée de vie : au moins 1 semaine de gagnée ! Mais le froid a tendance à assécher la pulpe : vous obtiendrez donc un peu moins de jus.
- Pour conserver votre citron encore plus longtemps, mettez-le dans un récipient rempli d'eau froide, que vous prendrez soin de changer tous les jours. Avec cette astuce, vous pourrez atteindre le trimestre !
- Sachez que les citrons verts, en règle générale, se conservent mieux que les citrons jaunes. En moyenne 1 mois au réfrigérateur.

Quand il est entamé

- Vous n'avez besoin que de la moitié d'un citron ? Conservez l'autre moitié au réfrigérateur. Pour prévenir le dessèchement, saupoudrez-le d'un peu de sel fin (n'oubliez pas d'enlever la couche en surface avant utilisation !). Vous pouvez aussi le déposer, tête en bas, sur une soucoupe, dans laquelle vous aurez versé un trait de vinaigre. Ou bien mettez-le dans un verre d'eau, tête en bas, ou encore emballez-le dans du film alimentaire, en l'entreposant dans le bac à légumes de votre réfrigérateur.
- Si vous n'avez besoin que de quelques gouttes de jus de citron, plutôt que de le couper en deux, piquez-le de quelques trous à l'aide d'une petite pique ou d'un cure-dents, avant de le presser, puis de le remettre au frais.
- Vous n'avez pas respecté nos conseils précédents, et votre citron est désormais tout rabougri. La solution pour lui redonner vie ? Le plonger une petite minute dans un saladier d'eau fraîche.
- Sachez aussi que le zeste de citron (râpé ou bien découpé) se congèle très bien. Mettez-le dans un compartiment de votre bac

à glaçons et ajoutez un peu d'eau. Vous en aurez ainsi toujours sous la main pour toutes vos recettes.

- Le jus de citron se congèle très bien également, en le mettant aussi dans des bacs à glaçons. Idéal pour une citronnade express en été !
- Votre citron ne vous paraît plus très frais ? N'oubliez pas que vos citrons peuvent servir à plein d'autres choses : nettoyant ménager, produit de beauté… Vous découvrirez ses mille et une utilisations dans les pages qui suivent.

Bien utiliser le citron

Laver le citron, mode d'emploi

Si vous utilisez l'écorce du citron, il faut impérativement le laver avant. Et cela même si votre citron est bio. Voici la marche à suivre : frottez-le d'abord avec une brosse à légumes, sous le jet d'eau du robinet. Arrosez-le ensuite de vinaigre blanc puis procédez à un second brossage. Finissez par un rinçage à l'eau du robinet. Le vinaigre blanc permet d'éliminer les moisissures et les bactéries.

De l'art de presser le citron

- L'astuce la plus importante à retenir pour que vos citrons vous donnent le meilleur d'eux-mêmes est de ne pas les couper dans la largeur (comme vous le faites habituellement), mais dans la longueur ! De cette façon, vous pouvez obtenir jusqu'à trois fois plus de jus. En effet, la surface à presser étant plus grande, le pressage est plus facile et plus efficace. C'est parfaitement logique !
- Autre astuce essentielle : ne ménagez pas votre citron ! Faites-le rouler sur votre plan de travail en l'écrasant fermement. De cette manière, vous prépresserez la chair et concentrerez le jus au centre du fruit, ce qui facilitera sa libération. C'est valable aussi pour le citron vert, souvent plus difficile à presser que le jaune !

- Il existe aussi d'autres techniques comme :
  - ▶ Passer le citron au four à micro-ondes pendant 20 secondes. On ne vous le recommande pas, car on sait que ce type d'appareil dénature les aliments… Ce serait dommage !
  - ▶ Le laisser tremper 30 secondes dans de l'eau chaude mais non bouillante. C'est peut-être efficace, mais pourquoi gâcher de l'eau ?
- Pour presser votre citron, vous pouvez bien sûr utiliser un presse-citron manuel ou électrique. Si vous n'en avez pas, appliquez la technique suivante : après avoir roulé fermement votre citron sur votre plan de travail, coupez-le en deux et plantez une fourchette en son cœur. Pressez-le ensuite en faisant un mouvement du haut vers le bas. Tournez ensuite votre citron d'un quart de tour, et recommencez l'opération jusqu'à ce que tout le jus du citron ait été exprimé.

À LA RENCONTRE DES « COUSINS » DU CITRON

D'autres agrumes portent le nom « citron », parfois de manière abusive. Espèces naturelles ou issues de croisements, elles sont souvent moins connues que le citron jaune. Ces fruits sont pourtant particulièrement savoureux.

Le citron vert

Ce que l'on nomme « citron vert » est en réalité un autre fruit que le citron : la lime, issue du limettier. Il en existe deux espèces principales :

- La lime acide, aussi appelée « lime gallet » ou « lime petit fruit » (*Citrus aurantiifolia*). Ses fruits sont très petits (2 à 2,5 cm de diamètre) et leur goût très acide. On l'utilise principalement dans les cocktails et quelques recettes phares, comme le ceviche, une spécialité péruvienne à base de poisson cru, et la tarte au citron vert (*key lime pie*). On la trouve aussi sous forme d'huile essentielle (voir aussi p. 56).

- La lime de Perse ou lime de Tahiti (*Citrus latifolia*), aussi appelée « lime gros fruit ». Son goût est beaucoup plus doux, même par rapport au citron jaune. C'est cette espèce que l'on trouve le plus couramment. On l'utilise dans les cocktails et dans les recettes asiatiques ou tahitiennes, en association notamment avec le lait de coco.

Le citron kaffir

Aussi appelé « combava » (*Citrus hystrix*), cet agrume ressemble à un petit citron d'une couleur vert profond, qui devient jaune à maturité. Sa peau épaisse est grumeleuse, et sa chair plus acide que celle du citron. Son goût rappelle celui de la citronnelle. La forme de ses feuilles est caractéristique, rétrécie en leur centre.

On consomme à la fois le fruit, en particulier son zeste, et les feuilles, très parfumées elles aussi. Il entre dans la composition de nombreuses recettes réunionnaises, malgaches ou originaires d'Asie du Sud-Est (Thaïlande, Vietnam, Cambodge…). C'est notamment l'un des ingrédients phares du plat national du Cambodge, l'amok, spécialité de poisson ou de poulet cuite dans une feuille de bananier. On en tire aussi une huile essentielle aux propriétés anti-inflammatoires et antirhumatismales.

Le yuzu

Le yuzu (*Citrus ichangensis* x *Citrus reticulata* var. *austera*) est, comme son nom latin l'indique, né d'un croisement entre une mandarine sauvage et une variété de citron bien particulière, le citron d'Ichang. Ce petit agrume est récolté soit vert, soit jaune, à maturité. Sa peau est très épaisse et bosselée, et il contient de nombreux pépins de grosse taille, et donc peu de jus.

Le Japon est le principal producteur – mais aussi consommateur – de cet agrume. C'est même un ingrédient central de la cuisine japonaise. Il parfume de nombreuses spécialités japonaises, aussi bien salées que sucrées, la sauce ponzu par exemple. Sa saveur est bien particulière, mêlant celles du citron vert, du pamplemousse et de la mandarine. Son acidité est bien marquée, et son goût fin et délicat séduit les amateurs d'agrumes, ainsi que les grands chefs.

En France, il est assez difficile de trouver des yuzus frais. Il est plus facile, en revanche, de se procurer du jus de yuzu, conditionné en petites bouteilles, de la sauce au yuzu, des zestes séchés de yuzu, des mélanges d'épices à base de yuzu… On trouve également de l'huile essentielle de yuzu (voir p. 56).

Le cédrat

Le cédrat (*Citrus medica*) est l'ancêtre du citron. Ce gros fruit ovale peut mesurer jusqu'à 25 cm de long et peser 4 kg ! Sa peau grumeleuse est particulièrement épaisse (environ la moitié du fruit). Elle a aussi la particularité de rappeler l'odeur du cèdre, d'où son nom « cédrat ».

Ce fruit est principalement utilisé pour son zeste, que l'on fait confire. Aujourd'hui, le cédrat est essentiellement cultivé en Afrique du Nord (Maroc, Algérie, Tunisie), mais aussi en Italie, en Chine et en Amérique du Sud. On trouve aussi quelques productions en Corse et en Languedoc-Roussillon.

POUR LA PETITE HISTOIRE…

En anglais, le mot « citron » existe. Et il désigne le cédrat !

La bergamote

La bergamote (*Citrus bergamia*) serait issue d'un croisement entre un citron vert et une orange. Résultat : un fruit qui ressemble à une orange, avec une peau lisse et verdâtre à jaunâtre, et une chair légèrement verte, acide et amère. Son zeste est particulièrement parfumé. La bergamote est surtout cultivée pour l'essence contenue dans son écorce (huile essentielle), très utilisée en parfumerie, dans les eaux de Cologne notamment. Elle est aussi très prisée en cuisine, comme arôme alimentaire, que l'on retrouve dans certains thés (Earl Grey), les madeleines ou les bonbons (les bergamotes de Nancy). On la trouve également sous forme d'huile essentielle : tout comme celle de citron, elle a des propriétés antiseptiques, digestives et relaxantes.

La main de Bouddha

Assez peu connue en France, la main de Bouddha est une variété de cédrat (*Citrus medica* var. *sarcodactylis*). Elle tire son nom de sa forme spécifique, qui peut évoquer les doigts d'une main. Sa peau est épaisse et sa chair peu présente, sans jus. Très parfumé, cet agrume est principalement utilisé en décoration ou comme offrande pour les dieux. On emploie aussi sa peau pour la confire. On peut également consommer sa chair, râpée ou taillée en fine brunoise, et assaisonnée comme des carottes râpées.

Le citron Meyer

Peu connu, ce gros citron mérite pourtant qu'on s'y intéresse de plus près… Il est le fruit d'un croisement entre un citron et une mandarine (ou une orange, nul ne sait vraiment en fait). Résultat : une chair à la saveur moins acide, plus douce et aromatique que celle du citron, idéale pour la préparation de tartes, de marmelades et autres délices sucrés. Sa feuille, au parfum de bergamote, s'utilise également.

Le citron caviar

Originaire d'Australie, ce tout petit citron de forme allongée (d'où son surnom *finger lime*, « citron doigt ») est particulièrement original : sa chair est composée de minuscules billes translucides, comme le caviar. Elles ont une texture croquante, qui éclate en bouche, et une saveur puissante et acidulée, qui rappelle celle du citron ou du pamplemousse. Il est très prisé par les grands chefs, relativement cher et surtout assez difficile à trouver sur les étals !

CHAPITRE

2 LES PRINCIPAUX ATOUTS DU CITRON

IL A DES VERTUS ANTISEPTIQUES

Le citron est un antiseptique naturel : il est efficace contre **les virus, les bactéries, les champignons…** d'où ses bienfaits santé nombreux. Il est aussi bien utilisable en externe, pour désinfecter un bouton (grâce à ses propriétés cicatrisantes), qu'en interne, pour combattre un rhume ou une grippe.

En raison de sa teneur en antioxydants et en vitamine C, le citron est par ailleurs excellent pour **stimuler le système immunitaire**. Il en devient incontournable en prévention avant l'arrivée de l'hiver.

En prime, et de façon totalement naturelle, il est très pratique dans la maison pour assainir les surfaces ou l'air ambiant.

IL EXFOLIE ET ADOUCIT

Grâce à sa teneur en acides, le citron possède un effet exfoliant, précieux pour retrouver une peau nette et fraîche. Il permet en effet de réguler localement les petits troubles de la pigmentation (taches de vieillesse, taches de rousseur…). Même s'il n'efface pas les marques, il peut aider à les atténuer.

Par ailleurs, grâce à ses qualités anticalcaires, il combat l'effet desséchant de l'eau. Notre peau est douce, et le linge aussi !

IL A UNE ACTION ANTIOXYDANTE

Le citron est riche en substances antioxydantes, comme les flavonoïdes. Celles-ci sont indispensables pour lutter contre les **radicaux libres**, molécules produites lors du fonctionnement normal de l'organisme, à l'origine du vieillissement et de toutes les maladies associées (cancer, maladies cardiaques, maladies neurodégénératives…).

CITRON, ANTIOXYDANTS ET THÉ VERT

Plusieurs études scientifiques* ont montré que la consommation régulière d'agrumes pouvait participer à la prévention de certains types de cancers, en particulier ceux du tube digestif : œsophage, bouche, pharynx, estomac et côlon. Une autre étude** affirme, elle, que la consommation d'agrumes, associée à celle de thé vert (plus d'une tasse par jour), permet de réduire fortement l'incidence des cancers. Plusieurs autres recherches*** soulignent en effet qu'ajouter un filet de jus de citron dans son thé permettrait de préserver 80 % des antioxydants de cette boisson, lesquels étaient autrement détruits lors de leur passage dans le tube digestif.

---

* Notamment R. Foschi, C. Pelucchi *et al.*, *Citrus Fruit and Cancer Risk in a Network of Case-Control Studies*, Cancer Causes Control, 2010.
** W. Q. Li, S. Kuriyama *et al.*, « Citrus Consumption and Cancer Incidence : the Ohsaki Cohort Study », *International Journal of Cancer*, 2010.
*** Notamment R. J. Green, A. S. Murphy, B. Schulz *et al.*, « Common Tea Formulations modulate in Vitro Digestive Recovery of Green Tea Catechins », *Molecular Nutrition and Food Research*, 2007.

Le thé vert est une source d'antioxydants bien connue. Il contient des polyphénols bien particuliers, les catéchines, notamment l'EGCG (épigallocatéchine gallate). Celui-ci aurait, selon certaines études, un pouvoir antioxydant 20 fois supérieur à celui de la vitamine E.

La recette

THÉ VERT SUPERANTIOXYDANT AU CITRON (DANS LES RÈGLES DE L'ART !)

Ingrédients : ½ citron ; 1 c. à c. de thé vert en vrac ; 300 ml d'eau

> Faites chauffer l'eau à 60-70 °C.
> Mettez le thé dans une tasse et ajoutez l'eau. Laissez infuser 3 min, puis retirez le thé.
> Pressez le citron, filtrez le jus et ajoutez-le dans le thé (qui sera alors à une température idéale de 40-45 °C).

Les conseils en +

Il est important de respecter la température de chauffe de l'eau. 60 à 70 °C, c'est la température idéale pour extraire le maximum d'antioxydants. Pour cela, utilisez une bouilloire à température réglable ou un thermomètre de cuisine. Le temps d'infusion optimal est de 3 min. Si vous souhaitez un thé moins riche en théine (substance excitante, comparable à la caféine), prolongez l'infusion 2 min. De cette manière, le thé libérera des tanins qui limiteront l'action de la théine. Consommez le thé à distance des repas, car il peut empêcher la bonne assimilation du fer.

Buvez 3 tasses de thé par jour au maximum, en évitant d'en consommer trop tard dans l'après-midi si vous êtes sensible aux effets de la théine ou de la caféine (problèmes éventuels de sommeil en cas d'excès).

Du fait de sa richesse en antioxydants, on retrouve également le citron dans de nombreux produits de beauté. Les flavonoïdes ont notamment une **action décongestionnante, drainante, antiœdémateuse** (parfait pour les cernes et les poches sous les yeux !), **antiâge et antirides.**

Grâce à cette propriété antioxydante, le citron permet d'éviter l'**oxydation des métaux ou des fruits et légumes :** l'avocat ou les champignons émincés ne noirciront plus, et les métaux s'oxyderont moins.

IL DÉGRAISSE

Grâce à sa richesse en acides, le citron a des propriétés dégraissantes, efficaces pour nettoyer la cuisine ou la salle de bains du sol au plafond.

UN NETTOYANT MULTIFONCTIONS !

Dégraissant, mais aussi désinfectant, antioxydant, désodorisant, blanchissant et anticalcaire, le citron est le produit de nettoyage idéal ! Voilà une option à la fois économique et écologique pour faire briller toute sa maison du sol au plafond.

IL DÉSODORISE

Le citron permet d'éliminer les bactéries à l'origine des mauvaises odeurs, que ce soit sur la peau (transpiration) ou dans la maison (odeurs de renfermé, de cuisine...). De plus, il laisse un parfum frais et agréable, tout en assainissant l'atmosphère. Un désodorisant 100 % naturel et parfaitement efficace !

IL A DES PROPRIÉTÉS DÉTOX

Les propriétés nettoyantes et purifiantes du citron sont souvent assez bien connues. Il est d'ailleurs l'ingrédient phare des fameuses cures détox, qui ont le vent en poupe depuis quelques années... Mais il est essentiel de savoir, avant tout, ce que sont les toxines et pourquoi il est important de leur faire la chasse.

Chaque jour, notre organisme s'encrasse : il accumule des **toxines** apportées par les aliments qu'il ingère (résidus de pesticides, métaux lourds, conservateurs, additifs...), l'air qu'il respire (pollution, fumée de tabac...), les cosmétiques appliqués sur la peau (conservateurs, perturbateurs endocriniens...), etc. Ce sont les **déchets externes** ou toxines exogènes. Comme toute machine, il produit aussi des déchets de fonctionnement : lors de la respiration, de la digestion, du renouvellement cellulaire... Ce sont les **déchets internes** ou toxines endogènes.

Pour éliminer ces déchets, le corps peut heureusement compter sur des systèmes de nettoyage performants. C'est le rôle des **émonctoires** :

- le foie (qui assure un rôle central) ;
- les intestins ;
- les reins ;
- les poumons ;
- et la peau.

Chacun de ces organes est spécialisé dans le filtrage et l'élimination d'un ou de plusieurs types de déchets. Les émonctoires sont capables de filtrer et d'éliminer une certaine quantité de déchets. Mais leurs capacités ne sont pas illimitées ! Quand la quantité de toxines à traiter dépasse cette capacité d'élimination, divers troubles apparaissent, en fonction de l'émonctoire débordé. L'exemple typique, mais heureusement passager, est celui de la gueule de bois. Elle traduit le fait que l'absorption d'alcool est supérieure aux capacités d'élimination du foie. Avec tous les symptômes qui s'ensuivent : maux de tête, nausées, irritabilité, troubles du sommeil… Quand les systèmes d'autonettoyage se grippent, le risque est de souffrir d'une sorte de gueule de bois permanente et générale.

Une surcharge de toxines affaiblit logiquement les organes et perturbe le fonctionnement normal de l'organisme. Elle se traduit concrètement par divers signes, aussi bien sur le plan physique que psychologique :

- mauvaise haleine, bouche pâteuse ;
- cernes, paupières gonflées, yeux rouges ;
- transpiration malodorante ;
- selles malodorantes ;
- nez bouché, besoin de se moucher souvent ;
- besoin de tousser souvent ;
- maux de tête, migraines ;
- infections à répétition ;
- troubles digestifs (constipation, diarrhées, ballonnements…) ;
- problèmes de peau (acné, eczéma…) ;
- cystites ;
- douleurs articulaires, rhumatismes ;
- fatigue, somnolence, troubles du sommeil ;
- sautes d'humeur, irritabilité ;
- pertes de mémoire ;
- problèmes de concentration.

Sans hésitation, la première chose à faire, quand on est malade, est de **nettoyer son organisme**. Le corps est en effet capable de se soigner lui-même, mais à la condition de lui en donner les moyens, en le débarrassant des déchets qui empêchent ses organes de fonctionner. L'une des causes majeures des maladies est en effet liée aux toxines accumulées qui irritent et produisent fermentation et putréfaction dans l'organisme.

Éliminer les toxines accumulées, c'est le principe de base des cures détox* ! Pendant un temps donné, on réduit l'apport en toxines (grâce à une alimentation hypotoxique, riche en légumes frais et bio, sans produits industriels, sans gluten, sans produits laitiers, sans sucre, sans caféine...), tout en consommant un ou plusieurs ingrédients qui vont booster l'élimination : légume, fruit, plante ou autre ingrédient (charbon végétal, aubier de tilleul, argile...).

Parmi toutes ces options possibles, le citron est l'un des ingrédients détox les plus performants. Son action est en effet complète.

- Il stimule tout d'abord la production de **salive**. C'est la première étape de la digestion !
- Il facilite ensuite le travail de l'estomac en s'associant avec l'acide chlorhydrique, permettant une bonne décomposition des aliments. Dans le même temps, il lutte contre les **excès d'acidité** au niveau de l'estomac (voir aussi p. 46 et 76).
- Il favorise la **sécrétion de bile** par le foie. Il lui permet ainsi de fonctionner de manière optimale et d'éliminer plus efficacement les déchets.
- La consommation régulière de citron permet de **nettoyer les intestins** en profondeur, aussi bien l'intestin grêle que le côlon, tout en protégeant la flore intestinale, essentielle dans le maintien en bonne santé. Débarrassés des nombreuses toxines qui

---

* Pour en savoir plus sur les différentes cures détox, voir *Le grand livre des cures détox*, du même auteur, aux éditions Leduc.s, 2017.

les encombraient, les intestins peuvent enfin rejouer leur rôle d'émonctoire. Finis aussi tous les troubles associés : mauvaise haleine, constipation, ballonnements, syndrome du côlon irritable, intolérances alimentaires... D'autres maladies, comme les troubles cutanés et les pathologies articulaires ou urologiques, peuvent également bénéficier de ce grand nettoyage intestinal.

En pratique, le grand verre de jus de citron à boire chaque matin à jeun est un véritable atout détox. Mais attention, pour que ce dernier soit efficace, il existe quelques conseils à suivre (que vous découvrirez p. 65).

IL A UNE ACTION ANTI-INFLAMMATOIRE

L'**inflammation** est un processus de défense normal de l'organisme. Par exemple, quand vous vous coupez légèrement le doigt, le sang coule, la zone devient rouge, elle gonfle, elle est un peu chaude et légèrement douloureuse. Ce sont les quatre signes typiques de l'inflammation :

- rougeur ;
- gonflement ;
- chaleur ;
- et douleur.

Ils indiquent que les **cellules immunitaires** de l'organisme réagissent rapidement et arrivent en masse dans la zone à traiter afin d'éliminer l'intrus, ceci afin de maintenir l'intégrité des cellules et des tissus : l'inflammation est donc un processus vital. Une fois l'intrus éliminé, c'est le retour à la normale.

Mais, parfois, l'inflammation est **chronique**. Au lieu de durer quelques heures ou quelques jours, elle perdure dans le temps.

L'organisme ne parvient plus à éliminer l'agent étranger, soit parce que ce dernier est particulièrement résistant (c'est le cas de certaines bactéries ou parasites), soit parce que les mécanismes de défense de l'organisme sont défaillants. La réponse immunitaire est disproportionnée, permanente, hors de contrôle. Toutes les cellules mises en action lors de la réaction inflammatoire « normale » restent plus ou moins activées et entretiennent l'inflammation.

Depuis le début des années 2000, **l'inflammation chronique, aussi appelée « inflammation de bas grade »,** est l'hypothèse n° 1 pour expliquer un grand nombre de maladies, de plus en plus fréquentes dans nos sociétés occidentales, qu'elles soient d'ordre articulaire (goutte, arthrose…), nerveux (Alzheimer, sclérose en plaques…), cutané (eczéma, psoriasis…), digestif (maladie cœliaque, maladie de Crohn…), etc.

Pourquoi une telle recrudescence de maladies inflammatoires ? L'alimentation moderne est l'une des explications principales. Riche en aliments à IG élevé (voir p. 41), acidifiante (voir p. 44), pauvre en bonnes graisses, trop calorique, bourrée d'additifs qui déséquilibrent la flore, elle entretient le cercle vicieux de l'inflammation. Sans oublier d'autres facteurs comme le tabagisme, la sédentarité, le stress, la pollution…

Quelles solutions ? Bien sûr, le citron n'est pas un remède magique. Mais associé à quelques changements alimentaires et à une meilleure hygiène de vie, il participe de manière active à la prévention de l'inflammation. En effet, certains de ses composants, les flavonoïdes, ont une action anti-inflammatoire, en limitant la synthèse et la libération des composés responsables de l'inflammation. De plus, l'ajout de citron dans son alimentation quotidienne permet de mieux gérer l'**équilibre acido-basique** ainsi que la **régulation de la glycémie**, deux facteurs importants dans le processus inflammatoire.

IL AIDE À RÉGULER LE TAUX DE SUCRE DANS LE SANG

L'un des autres atouts majeurs du citron est qu'il agit sur la glycémie, c'est-à-dire le taux de sucre sanguin. Pour le dire simplement, les acides qu'il contient permettent d'éviter l'arrivée massive du **glucose dans le sang**. En effet, pour rester en bonne santé, les **pics de glycémie**, surtout s'ils sont répétés, doivent être évités… C'est un mécanisme complexe qui mérite quelques explications.

Lorsque l'on mange, en particulier du sucre et plus généralement des glucides (céréales, féculents, sucres…), le pancréas sécrète une hormone, l'**insuline**, qui régule le taux de sucre dans le sang. Le maintien d'un taux de sucre stable est en effet une condition *sine qua non* du bon fonctionnement de l'organisme. Cette hormone permet au sucre de rentrer dans la cellule afin que celle-ci produise de l'énergie, ce qui au passage fait baisser le taux de sucre dans le sang. En cas d'excès de sucre, celui-ci est stocké, tout d'abord dans le foie et les muscles. Quand ces réserves sont pleines (elles sont assez limitées), le glucose est stocké sous forme de triglycérides dans les zones graisseuses (ventre, hanches…).

En clair, un afflux massif de glucose dans le sang est néfaste, puisqu'il alimente les réserves graisseuses et fait grossir. De plus, des excès répétés de sucre provoquent une sécrétion permanente d'insuline. Cela va, d'une part, épuiser le pancréas qui la produit et, d'autre part, rendre cette insuline moins performante. Ce phénomène, appelé « insulinorésistance », contribue à terme à l'apparition de nombreux problèmes de santé :

- diabète ;
- obésité ;
- problèmes cardiovasculaires ;
- pathologies neurodégénératives ;

- maladies inflammatoires (dont fait partie le cancer) ;
- maladies auto-immunes…

Et le citron dans tout ça ? L'acide citrique qu'il contient ralentit la **vidange gastrique**, c'est-à-dire la digestion au niveau de l'estomac avec le passage dans l'intestin. En clair, l'estomac digère plus lentement, ce qui évite l'arrivée massive et brutale de glucose dans le sang.

En d'autres termes, le citron permet d'**abaisser l'index glycémique** d'un repas. L'index glycémique (IG) est la capacité d'un aliment à augmenter le taux de sucre dans le sang. En effet, tous les aliments glucidiques (contenant des sucres, au sens large) ne se valent pas : à quantité de glucides égale, tous n'ont pas la même conséquence sur la glycémie. C'est ce que mesure l'IG, qui propose une échelle de 0 à 100. Plus l'IG d'un aliment est élevé, plus sa consommation entraîne une hausse du taux de sucre dans le sang, le sucre de référence étant le glucose, auquel on a attribué l'indice 100. Plus l'IG d'un aliment est faible, moins cette hausse est importante. Ainsi, les aliments qui ont l'index le plus élevé (égal ou supérieur à 51) sont les produits céréaliers blancs (pâtes blanches, pain blanc), le sucre et les produits sucrés ainsi que certains fruits. À l'inverse, les aliments qui ont l'index le plus bas sont la plupart des fruits et des légumes, les graines et les fruits oléagineux, la plupart des légumineuses… Pour information, l'IG d'un aliment dépend de plusieurs facteurs (richesse en fibres solubles, type d'amidon, mode de cuisson, composition en lipides et en protéines…).

À retenir : pour votre santé et votre ligne, limitez les aliments à IG élevé et privilégiez les aliments à IG moyen ou bas. Et prenez l'habitude d'ajouter un filet de jus de citron dans vos assiettes ! L'IG de votre repas baissera jusqu'à 25 ou 30 %. Un réflexe santé tout simple, mais vraiment efficace.

IL RÉTABLIT L'ÉQUILIBRE ACIDO-BASIQUE

L'équilibre acido-basique est une notion particulièrement importante pour la santé. Pour le définir simplement, l'organisme est programmé pour vivre dans un certain **état d'équilibre**. C'est ce que l'on appelle aussi l'« homéostasie », qui est la capacité d'un organisme à maintenir à un niveau constant certaines caractéristiques internes, comme sa température par exemple, mais aussi l'équilibre entre l'acidité et l'alcalinité du corps (que l'on mesure au moyen du pH ou potentiel hydrogène). Ainsi, par exemple, le sang doit être alcalin pour assurer sa mission de manière optimale, alors que l'estomac, quant à lui, a besoin d'acidité pour remplir son rôle dans la digestion.

Il faut savoir que notre propre métabolisme produit des déchets acides lors de son fonctionnement normal. L'organisme doit donc en permanence compenser un excès d'acidité. Il existe heureusement un système de régulation performant qui fonctionne très bien quand on est en bonne santé. Malheureusement, en raison de notre mode de vie et de nos habitudes alimentaires modernes, qui font la part belle aux viandes, aux produits laitiers et aux céréales transformées (qui sont des aliments acidifiants, voir p. 44), l'excès d'acidité est très fréquent. C'est la porte ouverte à de multiples troubles. Submergé par un **afflux de déchets acides**, l'organisme doit alors puiser dans ses réserves alcalinisantes, en l'occurrence les minéraux (le calcium des dents et des os, le potassium des muscles…) pour rétablir l'équilibre, d'où un risque de déminéralisation. À long terme, les carences apparaissent, les cellules fonctionnent moins bien, le système immunitaire s'affaiblit, et de nombreux troubles et pathologies peuvent se faire jour (voir encadré ci-après).

EXCÈS D'ACIDITÉ ?
LES SIGNES QUI DOIVENT VOUS ALERTER

L'acidification de l'organisme se manifeste par un très grand nombre de signes. En voici les principaux :

- Caries
- Perte de cheveux, ongles cassants
- Peau grasse
- Aigreurs digestives, régurgitations acides, brûlures d'estomac
- Infections ORL à répétition (rhumes, sinusites, otites, bronchites...)
- Crampes musculaires
- Fatigue
- Frilosité
- Nervosité, irritabilité, dépression...
- Rhumatismes, arthrite, arthrose
- Ostéoporose
- Goutte
- Maux de tête, migraines

L'alimentation joue un rôle primordial dans la gestion de l'équilibre acido-basique. Certains aliments ont en effet tendance à **acidifier l'organisme**, d'autres, riches en substances minérales (potassium, calcium, magnésium...), ayant tendance au contraire à l'**alcaliniser** ou à le basifier.

Chaque aliment a en effet un pH qui permet de mesurer son alcalinité ou son acidité. En fonction de son pH (qui varie de 0 à 14), il peut être acide, neutre ou alcalin. Mais ce dont il faut tenir compte avant tout, c'est le type de **résidu acido-basique** que l'aliment laisse dans l'organisme une fois assimilé. Ainsi, un aliment classé acide pourra en réalité devenir alcalin une fois assimilé (c'est le cas typique du citron, sur lequel nous reviendrons).

Voici les principaux aliments acidifiants :
- Les viandes, charcuteries, poissons gras, crustacés…
- Les céréales, surtout raffinées (riz blanc, pâtes blanches, pain blanc…)
- Les produits laitiers (yaourts et fromages blancs surtout)
- Le sucre et les produits sucrés
- Les condiments (moutarde)
- Le sel, et tous les produits en contenant beaucoup (biscuits apéritifs, fromages, charcuteries, pains, plats industriels…)
- Le chocolat
- Les sodas
- Le café, et toutes les boissons contenant de la caféine
- Le vin (surtout le vin blanc), les alcools forts

Voici les principaux aliments basifiants :
- Les légumes verts et colorés
- Les pommes de terre, la patate douce
- Les herbes, les épices, l'ail
- Les oléagineux (amandes, noix du Brésil…)
- Certains fruits : banane, melon, poire…
- Les fruits secs (sauf abricots)
- Les algues
- Les eaux riches en minéraux (magnésium, calcium, potassium…)
- Le thé vert

Pour connaître le pH précis de chacun des aliments, reportez-vous à l'indice PRAL *(Potential Renal Acide Load)*, dont vous trouverez des tables sur Internet.

Prendre soin de son équilibre acido-basique ne signifie pas renoncer à tous les aliments acidifiants et ne consommer que des aliments alcalinisants. C'est plutôt une question d'équilibre. En pratique, voici quelques astuces :

- Composez toutes vos assiettes/tous vos menus en respectant le ratio suivant : 2/3 d'aliments alcalinisants + 1/3 d'aliments acidifiants.
- Associez toujours les aliments acidifiants avec des aliments alcalinisants : viande + légumes verts (et non pâtes ou riz), fromage + salade (et non pain), etc.
- Mangez des légumes à tous les repas.
- Réduisez votre consommation de protéines animales.
- Limitez votre consommation de sucre et de céréales raffinées.
- Privilégiez toujours les produits bruts aux produits transformés.
- Faites cuire les légumes à la vapeur, afin de mieux préserver leurs minéraux, qui sont alcalinisants. N'oubliez pas de consommer aussi des végétaux crus (les minéraux sont davantage biodisponibles).
- Dans la mesure du possible, misez sur les végétaux bio. Ils seront plus riches en nutriments, mais aussi dépourvus de résidus de pesticides, qui sont acidifiants.
- Buvez au moins 1,5 litre d'eau par jour, en optant pour une eau riche en bicarbonates mais pauvre en sodium. Limitez toutes les autres boissons, sauf le thé vert et les tisanes.

Le conseil en +

Outre l'alimentation, d'autres facteurs jouent aussi un rôle important sur l'équilibre acido-basique. Le tabac, le stress ou encore le manque d'activité physique acidifient l'organisme. D'où l'importance de prendre soin, aussi, de son hygiène de vie : arrêtez de fumer, découvrez des techniques de gestion du stress et de relaxation, et bougez davantage.

Et le citron dans tout ça ? Contrairement aux idées reçues, le citron n'est pas acidifiant (même s'il a un petit goût particulièrement acide, en raison de sa richesse en acide citrique !). Bien au contraire : il contribue à alcaliniser l'organisme. En effet, une fois digéré, il **devient alcalinisant**… mais à la condition que votre organisme métabolise bien ces fameux acides.

- *Si vous métabolisez bien les acides du citron*, ceux-ci vont laisser place à des résidus alcalins, comme les carbonates et les bicarbonates, qui vont alcaliniser l'organisme. Dans ce cas, la cure de jus de citron (voir p. 65) vous sera bénéfique, en luttant plus efficacement contre les excès d'acidité et en maintenant naturellement un équilibre acido-basique optimal. Il va de soi que les bons réflexes d'alimentation et d'hygiène de vie expliqués ci-dessus s'appliquent encore !
- *Si vous métabolisez mal les acides du citron*, cela ne fonctionne pas. En effet, pour bien assimiler les aliments acides, il faut suffisamment de réserves alcalines pour « faire tampon ». En clair, l'organisme puise dans les réserves de minéraux pour que le pH de l'aliment remonte à un niveau acceptable pour passer dans le sang. Si ce n'est pas le cas (réserves alcalines insuffisantes), vous alimentez encore un peu plus l'acidité déjà en surplus dans votre corps !

Pour savoir si vous métabolisez bien les acides, sachez que **certains signes** ne trompent pas. Si la consommation de citron (ou de tout autre aliment acide) provoque des brûlures d'estomac ou des remontées acides, vous avez sûrement un problème de métabolisation. Vous pouvez aussi être sujet à l'un ou plusieurs des troubles listés p. 43. Vérifiez l'état d'acidification de votre organisme avec le test de la bandelette pH, qui mesure votre pH urinaire. Cela donne une indication intéressante mais, attention, il ne s'agit que d'un aperçu du pH de l'organisme (vous ne pouvez mesurer que celui de l'urine, pas celui des autres liquides du corps). Ces bandelettes sont vendues en pharmacies, en parapharmacies et en boutiques de produits naturels. Pour obtenir le résultat le plus fiable possible, faites une moyenne en effectuant la mesure plusieurs fois dans la journée (les premières urines du matin sont généralement plus acides), et plusieurs jours de suite.

Si vous métabolisez mal les acides, vous l'aurez compris, la cure de jus de citron ne vous est pas recommandée. La solution sera alors de rétablir l'équilibre acido-basique en mangeant davantage de légumes verts (à chaque repas !) et de fruits peu acides, afin de reconstituer vos réserves alcalines, sans oublier de suivre à la lettre tous les conseils alimentaires et d'hygiène de vie donnés un peu plus haut. En complément, en fonction de votre cas, il sera peut-être utile de miser sur une **supplémentation en minéraux** adaptée. Pour cela, allez consulter un naturopathe ou un nutritionniste. Mais sachez qu'une reminéralisation est souvent longue, généralement plusieurs mois.

SANGUIN *VS* NEUROARTHRITIQUE

Les naturopathes, eux, avancent une explication complémentaire pour comprendre pourquoi certaines personnes métabolisent bien les acides du citron, et d'autres non. Cela tient à leur typologie ou constitution (l'ensemble des paramètres innés, génétiques, immuables, adynamiques et hérités par un individu).

- Les personnes de type sanguin (personnes robustes, trapues, poilues, qui mangent bien, avec le teint rouge et la peau chaude, sociables, optimistes…) métabolisent bien le citron.
- À l'inverse, les personnes de constitution neuroarthritique (personnes à la corpulence fine, frileuses, qui mangent peu, pâles, introverties, énervées, fatiguées, insomniaques, constipées…) métabolisent mal le citron.

LE CITRON EST-IL BON POUR TOUT LE MONDE ? QUELQUES PRÉCAUTIONS UTILES

Malgré ses très nombreux atouts, le citron présente aussi quelques effets indésirables – pour des cas très précis seulement –, mais qu'il est important de prendre en compte.

- Comme nous l'avons vu ci-dessus, il est mal assimilé par certaines personnes qui souffrent d'un **excès d'acidité** ou qui ont une constitution de type neuroarthritique (voir p. 47).
- Consommé en trop grande quantité, il peut **brûler les muqueuses**, notamment au niveau de l'estomac, de la bouche ou de l'œsophage. À utiliser avec prudence donc ! Si vous souffrez de reflux gastro-œsophagien ou d'ulcère de l'estomac, son utilisation est à éviter.
- Il est **photosensibilisant**. En fait, si vous vous badigeonnez la peau de jus de citron avant une exposition au soleil, il se peut que des taches cutanées apparaissent. C'est aussi le cas pour l'huile essentielle de citron (voir p. 55).
- Certaines peaux fragiles (sèches, déshydratées) ne supportent pas l'application de citron et sont alors sujettes aux **rougeurs** et aux sensations de **brûlures**. Si c'est votre cas, évitez l'utilisation du citron.
- Le jus de citron, s'il est consommé régulièrement, peut **déminéraliser les dents** (dans ce cas, l'astuce toute simple est de boire son jus de citron à la paille !). Attention aussi aux soins dentaires, notamment les soins blanchissants à base de jus de citron : ils doivent rester occasionnels sous peine d'abîmer l'émail et d'augmenter la sensibilité au chaud et au froid.
- Il existe aussi des cas d'**allergie au citron**. Elle est assez méconnue et pourtant bien réelle, liée à l'acide citrique contenu dans le fruit. Elle se déclenche lorsque l'on mange, inhale ou touche du citron. Ses signes sont très divers : plaques rouges, démangeaisons et enflures (visage, yeux, langue), urticaire, difficultés respiratoires, diarrhées, vomissements, nausées, vertiges…

CHAPITRE 3 D'AUTRES PRODUITS 100 % CITRON À DÉCOUVRIR !

Le « citron fruit » n'est pas le seul à être utilisé pour ses multiples bienfaits ! Découvrez dans ce chapitre quatre produits extraits du citron…

- L'huile essentielle de citron, extraite de l'écorce du fruit et qui concentre tous les principes actifs du fruit.
- L'hydrolat de citron, liquide résiduel obtenu lors de la fabrication de l'huile essentielle.
- Les remèdes homéopathiques à base de citron (teinture mère et granules).
- Le macérât de jeunes pousses de citronnier, utilisé en gemmothérapie.

L'HUILE ESSENTIELLE DE CITRON, UN CONCENTRÉ DE PRINCIPES ACTIFS

L'huile essentielle de citron est contenue dans l'**écorce du fruit**, plus précisément la partie externe du péricarpe (l'écorce jaune). Quand vous zestez ce fruit, de minuscules gouttelettes odorantes s'en échappent : c'est de l'huile essentielle, contenue dans de minuscules alvéoles.

Contrairement aux autres huiles essentielles, celle de citron n'est pas extraite par distillation à la vapeur d'eau, mais par expression du zeste. Plus simplement, il s'agit de briser mécaniquement les cellules qui sécrètent les composés aromatiques, afin de les récupérer. Dans ce cas, on parle davantage d'**essence** que d'huile essentielle. Sachez qu'il faut environ 1 kg de citrons pour obtenir 10 ml d'huile essentielle.

L'HE de citron est un concentré de citron. Particulièrement riche en **limonène**, c'est le secret de son efficacité. De récentes études ont montré que ce composé de la famille des terpènes aurait une action anti-inflammatoire, antitumorale et antioxydante. Elle présente par ailleurs l'avantage de pouvoir être utilisée par les personnes qui ne supportent pas le citron, en raison d'un estomac délicat ou parce qu'elles ne métabolisent pas bien les acides. En effet, elle ne contient pas d'acide citrique.

POUR REPÉRER UNE HUILE ESSENTIELLE DE CITRON DE QUALITÉ...

Une bonne huile essentielle de citron doit afficher la composition suivante :

- 56 à 78 % de limonène ;
- 7 à 17 % de beta-pinène ;
- 6 à 12 % de gamma-terpinène.

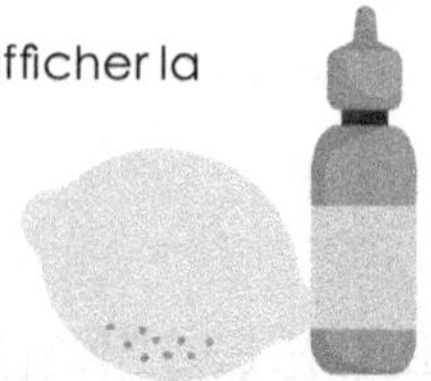

Son rayon d'action

Les utilisations de l'huile essentielle de citron sont à peu près les mêmes que celles du citron, mais attention l'HE de citron étant beaucoup plus **concentrée** qu'un simple jus de citron, vous ne l'utiliserez donc pas du tout de la même façon.

L'huile essentielle de citron est :

- **Antibactérienne et anti-infectieuse**, grâce à sa richesse en limonène, en beta-pinène et en citral. À ce titre, elle peut être utilisée en application locale (pour désinfecter un bouton par exemple) ou en interne (pour traiter un rhume, une grippe, une bronchite…).
- **Hypolipidémiante**. Le limonène qu'elle contient favorise la dégradation des lipides ou graisses, c'est-à-dire la lipolyse.
- **Antinauséeuse**. Grâce à sa teneur en limonène, elle favorise la motilité gastrique (vitesse à laquelle les aliments transitent dans le système digestif), ce qui est utile en cas de nausées ou de mal des transports.
- **Digestive**. Elle stimule l'action du pancréas, de la vésicule biliaire et du foie et, plus précisément, favorise la production de bile par le foie et son évacuation par l'intestin. On dit qu'elle est cholérétique et cholagogue. Elle est par ailleurs carminative (elle stimule les sécrétions salivaires et gastriques).
- **Fluidifiante sanguine**. Certains de ses composants renforcent la solidité des capillaires sanguins.
- **Adoucissante et tonifiante**, en utilisation cutanée (elle aide les tissus à se contracter).
- **Légèrement décolorante** (d'où son utilisation sur les taches de rousseur).
- **Fébrifuge** (elle fait baisser la fièvre).

Comment l'utiliser ?

L'huile essentielle de citron peut s'utiliser de nombreuses façons :

- **En interne.** On peut l'absorber, en l'avalant, ou bien l'utiliser en cuisine, dans des recettes. Attention au dosage : en général, 1 ou 2 gouttes suffisent.

EN INTERNE : LES BONNES SYNERGIES

- Avec de l'HE de menthe poivrée, pour la digestion.
- Avec de l'HE de basilic, pour la fatigue.
- Avec de l'HE de menthe poivrée, contre les nausées.

Pour les posologies précises, voir p. 69 et suivantes.

- **En externe.** Diluée dans une huile végétale, elle s'utilise pour les soins beauté, en application sur la peau, avec toutes les précautions qui s'imposent (voir p. 55), sur les cheveux, les ongles… Elle intervient aussi dans la fabrication de cosmétiques maison ou d'huiles de massage bien-être. Elle peut également être ajoutée dans le bain, préalablement diluée dans une base neutre, un peu de savon liquide par exemple…

EN EXTERNE : LES BONNES SYNERGIES

- HE de citron + HE de pamplemousse, contre la cellulite.
- HE de citron + HE de romarin, contre les cheveux gras.
- HE de citron + HE de géranium bourbon, pour l'effet bonne mine.
- HE de citron + HE de lavande vraie, pour éliminer les points noirs.

Pour les posologies précises, voir p. 69 et suivantes.

- **En diffusion dans l'atmosphère.** C'est une technique d'aromathérapie douce et généralement bien tolérée. Si vous optez pour l'huile essentielle de citron, celle-ci permet non seulement de parfumer l'air ambiant, mais aussi de l'assainir (en cas d'épidémie de grippe, de rhume, d'allergie respiratoire…). Diffusée en début de journée, elle a des propriétés tonifiantes, idéales en cas de fatigue, alors qu'en fin de journée, elle a des vertus apaisantes, parfaites pour préparer au sommeil. Vous pouvez utiliser cette méthode dans toutes les pièces de la maison, y compris les chambres, même celle de bébé (de plus de 3 mois). Attention cependant : diffusez l'HE sur un temps limité (30 min au maximum), pendant que l'enfant n'est pas là, et en veillant à aérer la pièce après la diffusion. Dans une chambre d'enfant, 3 à 5 gouttes d'HE par séance suffisent. Pour des indications spécifiques (assainir l'air), vous pouvez augmenter le dosage, jusqu'à une dizaine de gouttes.

DIFFUSION : LES BONNES SYNERGIES

- Pour parfumer une cuisine, une salle à manger : HE de citron + HE de pamplemousse. 5 gouttes de chaque, à diffuser 30 min par jour.
- Pour assainir l'air ambiant (pollution) : HE de citron + HE d'arbre à thé + HE de pin + HE d'eucalyptus globulus. 5 gouttes de chaque, à diffuser 30 min par jour.
- En cas d'allergie respiratoire : HE de citron + HE d'eucalyptus radié + HE de niaouli. 5 gouttes de chaque, à diffuser 30 min 3 fois par jour, en prévention (avant les périodes sensibles).
- En période hivernale, en prévention des rhumes et des grippes : HE de citron + HE de ravintsara + HE d'eucalyptus radié + HE de pin sylvestre. 5 gouttes de chaque, à diffuser 30 min par jour.
- En cas de fatigue, de convalescence : HE de citron + HE de menthe poivrée + HE de basilic. 5 gouttes de chaque, à diffuser 2 fois 30 min par jour.

Les précautions à prendre

L'huile essentielle de citron, comme toutes les autres huiles essentielles, doit être utilisée avec précaution. Rappelons que les huiles essentielles sont des produits très concentrés, et donc non dépourvus de risques en cas de mauvaise utilisation.

Les précautions générales à prendre avec toutes les huiles essentielles

- **Respectez à la lettre le dosage indiqué** dans les recettes. Généralement, 1 ou 2 gouttes suffisent pour une efficacité optimale. N'en mettez pas plus.
- **Ne remplacez pas une huile essentielle par une autre**, même si leurs noms se ressemblent ou si les végétaux dont elles sont extraites sont de la même famille. Par exemple, si on indique « huile essentielle de citron », n'utilisez pas d'huile essentielle de pamplemousse.
- **N'employez jamais une huile essentielle au hasard**, juste parce que son odeur vous plaît. Chacune a en effet des propriétés particulières, mais aussi des précautions d'usage spécifiques.
- **Évitez toujours leur application à proximité des yeux** (et a fortiori dans les yeux !). En cas d'« accident », rincez avec de l'huile végétale, et non avec de l'eau. En effet, l'huile essentielle n'est pas hydrosoluble (soluble dans l'eau), mais liposoluble (soluble dans un corps gras, une huile par exemple).
- Pour conserver les propriétés de vos huiles essentielles, **fermez bien les flacons** et rangez-les à l'abri de la chaleur et de la lumière.
- Si vous souhaitez associer l'huile essentielle de citron à une autre huile essentielle, faites-le **en toute connaissance de cause**. Un grand nombre d'huiles essentielles doivent être utilisées avec prudence pendant la grossesse (en particulier au premier trimestre), pendant l'allaitement ainsi que chez les bébés et les jeunes enfants. Certaines huiles essentielles sont même interdites aux femmes enceintes ou allaitantes et aux enfants, car elles peuvent être abortives ou toxiques. Renseignez-vous toujours auprès de votre pharmacien ou d'un spécialiste avant de les utiliser. Dans le doute, abstenez-vous.

Les précautions spécifiques à prendre avec l'huile essentielle de citron

- Par mesure de précaution, **n'utilisez pas l'huile essentielle de citron chez les enfants de moins de 3 ans,** que ce soit en interne ou en externe (la diffusion est possible). Elle peut en revanche être utilisée sans problème pendant la grossesse, même pendant le premier trimestre, en respectant bien sûr toutes les précautions d'usage.
- **Ne l'appliquez jamais pure sur la peau**, car elle est particulièrement irritante, sauf dans des cas exceptionnels et très particuliers, sur une toute petite surface de peau. De manière générale, il faut l'employer diluée à 20 % (c'est-à-dire en respectant les proportions 20 % d'HE pour 80 % d'huile végétale. À titre d'exemple : 2 gouttes d'HE pour 8 gouttes d'huile végétale).
- Cette huile essentielle, comme toutes les huiles essentielles d'agrumes et quelques autres, est **photosensibilisante** (en raison de sa richesse en furocoumarines). Ne vous exposez pas au soleil juste après en avoir appliqué sur la peau sous peine de voir apparaître de vilaines taches… indélébiles ! Attendez au moins 2 à 4 heures. À noter : on trouve aujourd'hui sur le marché des HE de citron sans furocoumarines, idéales pour la préparation de cosmétiques maison.
- Cette huile essentielle peut être ingérée, en cas de troubles digestifs notamment. Mais **attention au surdosage et à l'utilisation prolongée**, car elle peut se révéler néphrotoxique (toxique pour les reins). Dans tous les cas, respectez les dosages à la lettre et, si les troubles persistent, consultez un médecin.
- **En diffusion**, elle est utilisable par tous (bébés à partir de 3 mois uniquement), avec les précautions qui s'imposent (voir p. 52). Attention en revanche à ne jamais la respirer pure à pleins poumons, car elle peut être irritante. Utilisez toujours un diffuseur ou diluez-la dans un peu d'huile végétale.
- **Si vous êtes épileptique**, demandez conseil à votre médecin avant utilisation.

ATTENTION AUX ALLERGIES !

En raison de sa composition particulière, et notamment de sa teneur en limonène, un allergène majeur, l'huile essentielle de citron peut être allergisante.

Avant toute utilisation, n'hésitez pas à faire le test suivant : déposez 1 goutte d'HE de citron diluée dans 1 goutte d'huile végétale dans le creux du coude et laissez poser 24 heures au moins. En cas de réaction cutanée (peau rougie, irritée), cela signifie que vous êtes sensible/allergique à l'un de ses composants. Évitez alors de l'utiliser sur votre peau.

D'autres huiles essentielles citronnées à tester

L'huile essentielle de citron vert (Citrus aurantiifolia)

Elle possède une action anti-inflammatoire et antispasmodique, idéale pour lutter contre les maux de ventre. Elle est aussi particulièrement efficace en cas de stress et de tensions nerveuses, en raison de ses propriétés apaisantes, sédatives et « recentrantes ». Elle permet également de traiter les troubles de la circulation sanguine. Elle peut aussi être utilisée en cuisine, à raison de 1 à 2 gouttes dans des recettes à base de poissons, de crustacés, de volailles, ou dans des desserts, auxquels elle apportera une note fraîche et exotique.

L'huile essentielle de yuzu (Citrus ichangensis x Citrus reticulata var. austera)

Elle a la particularité, contrairement aux autres huiles essentielles de citron, d'être extraite par distillation à la vapeur d'eau de son zeste mais aussi de son jus, et non par expression à froid. Contrairement aux autres huiles essentielles d'agrumes, elle n'est pas non plus photosensibilisante. Elle a des propriétés à la fois relaxantes et tonifiantes, idéales pour lutter contre le stress et la fatigue. Elle entre aussi dans la composition de cosmétiques maison, en particulier à destination des peaux grasses ou à visée anticellulite. On l'utilise également en cuisine, où elle apporte une note exotique délicate à de nombreux plats.

L'huile essentielle de cédrat (Citrus medica)

Elle est idéale en cas de rhume, de toux, de grippe, car elle soulage la congestion nasale et pulmonaire. En clair, elle aide à se dégager. Elle a aussi des propriétés tonifiantes et calmantes, efficaces en cas d'insomnies ou de déprime passagère. Et pour profiter de son délicieux parfum, on peut sans problème l'utiliser en diffusion pour parfumer et assainir l'atmosphère.

L'huile essentielle de bergamote (Citrus bergamia)

Comme la plupart des huiles essentielles d'agrumes, elle possède des vertus à la fois tonifiantes et apaisantes. Elle soulage les problèmes digestifs mais peut aussi être utilisée dans les soins pour les peaux grasses, en lieu et place de l'HE de citron, en raison de ses propriétés astringentes et purifiantes. En diffusion, elle est aussi très agréable. Elle peut également être employée en cuisine, pour parfumer les gâteaux, les salades de fruits, les plats à base de poisson…

⚠ **Attention !** Comme l'huile essentielle de citron jaune, toutes ces huiles essentielles d'agrumes (sauf l'exception du yuzu) sont photosensibilisantes : ne les appliquez pas sur la peau avant exposition au soleil. Elles peuvent aussi se révéler irritantes pour la peau : diluez-les toujours dans un peu d'huile végétale par exemple. Elles peuvent également être allergisantes chez certaines personnes sensibles.

L'HYDROLAT DE CITRON : DE LA DOUCEUR AVANT TOUT

L'hydrolat est le liquide résiduel obtenu lors de la fabrication de l'huile essentielle. On l'appelle aussi « eau aromatique de citron ».

L'hydrolat possède les mêmes vertus que l'huile essentielle, mais il est beaucoup **moins concentré** en principes actifs et en parfum. Résultat : il est plus facile d'utilisation et plus doux pour la peau. De plus, contrairement au jus, il n'est pas acide.

Voici ses principales utilisations :

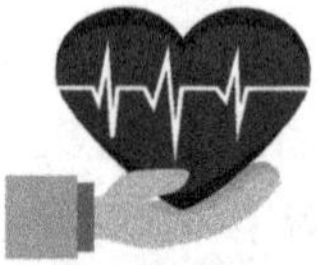

Pour la santé : il peut être utilisé comme tonique digestif, à boire pur ou dilué dans un peu d'eau. En externe, il permet également de soigner les peaux abîmées, irritées, de désinfecter les petites blessures…

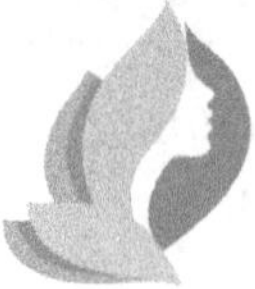

Pour la beauté : il est idéal pour le soin des peaux dites « à problèmes », en raison de son action purifiante et astringente, ainsi que pour éclaircir la peau. On peut l'utiliser pur, sur un coton, comme une lotion nettoyante et tonifiante quotidienne. En raison de son action rafraîchissante, il peut aussi être vaporisé sur les cheveux. Même si l'hydrolat est moins concentré que l'huile essentielle, attention : selon son mode de fabrication, certains hydrolats de citron peuvent contenir des particules photosensibilisantes. Il est donc conseillé de ne pas s'exposer au soleil après application cutanée.

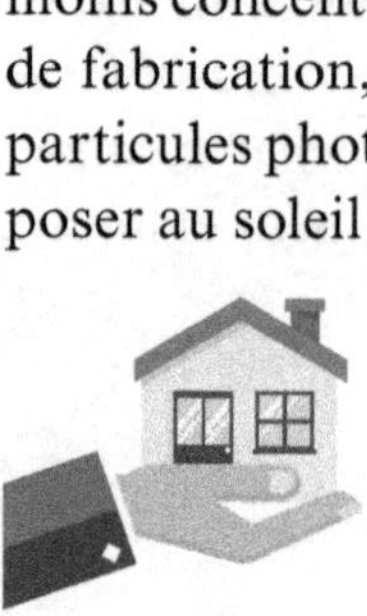

Dans la maison : il est idéal pour parfumer le linge, soit en le vaporisant directement sur les tissus, soit en l'ajoutant dans le fer à repasser, pour créer une brume fraîche et parfumée.

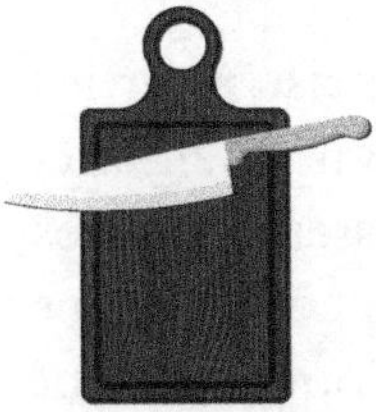

En cuisine : il permet d'apporter le goût et l'odeur fruités du citron sans son acidité. Il est parfait pour aromatiser des plats sucrés ou salés, des desserts lactés, des vinaigrettes, des boissons, des cocktails, pour préparer des sirops de citron maison…

À noter ! L'hydrolat ne contenant pas de conservateur, conservez-le de préférence au frais et utilisez-le rapidement (dans les 3 à 6 mois).

LES REMÈDES HOMÉOPATHIQUES ET GEMMOTHÉRAPIQUES À BASE DE CITRON

Le citron est également utilisé en homéopathie et en gemmothérapie pour fabriquer des remèdes. En homéopathie, c'est le fruit entier qui est utilisé pour préparer des teintures mères, et des granules ou globules. En gemmothérapie (thérapie par les bourgeons), on utilise les jeunes pousses de citronnier pour fabriquer des macérâts glycérinés.

La teinture mère de *Citrus limonum*

Elle est traditionnellement utilisée dans les cas suivants :

- maladies infectieuses ;
- troubles nerveux : manque de concentration, fatigue cérébrale ;
- troubles digestifs : mauvaise digestion, fatigue hépatique et pancréatique, mal des transports ;
- troubles rénaux : calculs, colique néphrétique ;
- troubles du système circulatoire.

La posologie habituelle est de 10 à 15 gouttes par prise pour les adultes, 2 ou 3 fois par jour, à distance des repas. Pour les enfants (sur avis médical) : 1 goutte par année d'âge, sans dépasser 10 gouttes par prise, à prendre 2 fois par jour. Les gouttes doivent être diluées dans un peu d'eau, être gardées quelques instants en bouche avant d'être avalées.

⚠ **Attention !** Comme toutes les teintures mères, celle-ci contient de l'alcool. Elle doit donc être utilisée avec la plus grande prudence chez les femmes enceintes et allaitantes ainsi que chez les enfants. Elle est généralement déconseillée aux personnes ayant un problème de dépendance à l'alcool ainsi qu'aux insuffisants hépatiques et aux personnes épileptiques. Dans tous les cas, demandez conseil à votre médecin ou à votre pharmacien avant utilisation.

QU'EST-CE QU'UNE TEINTURE MÈRE ?

Pour obtenir une teinture mère, on fait macérer une plante dans de l'alcool pendant environ 3 semaines. Le liquide est ensuite filtré puis dilué dans une solution hydroalcoolique. La teinture mère est à la base de la plupart des médicaments homéopathiques. Elle peut être utilisée en interne (quelques gouttes à diluer dans un verre d'eau) ou en externe (applications cutanées, en compresse ou en gargarisme). Dans tous les cas, il est important de suivre les instructions indiquées sur le flacon et/ou celles données par le médecin ou le pharmacien.
Les teintures mères existent en plusieurs dilutions. C'est ce qu'indiquent les chiffres et les lettres après le nom de la teinture : 1 DH, 3 DH, 6 DH, 3 CH... La dilution 1 CH (centésimale hahnemannienne, du nom du docteur Hahnemann, considéré comme le fondateur de l'homéopathie) s'obtient

en mélangeant 1 ml de teinture mère avec 99 ml d'alcool. Mélangée de nouveau sur la même base, elle deviendra une dilution 2 CH, et ainsi de suite jusqu'à 30 CH. La dilution 1 DH (décimale hahnemannienne) s'obtient en mélangeant 1 ml de teinture mère avec 9 ml d'alcool. Il existe aussi d'autres principes de dilution, comme la dilution K (pour Korsakov, nom d'un noble russe qui s'est intéressé à l'homéopathie). Les dilutions basses (3, 4, 5 CH par exemple) sont utilisées pour les cas aigus et ponctuels, de manière limitée dans le temps. Les dilutions moyennes (7, 9 CH par exemple) sont les plus courantes. On les prend jusqu'à la disparition des symptômes. Les dilutions les plus élevées (12, 15, 30 CH par exemple) sont préconisées pour les troubles chroniques. Elles sont prises 1 fois par semaine ou tous les quinze jours.

Les granules homéopathiques de *Citrus limonum*

Ils sont indiqués dans les cas suivants :

- vomissements ;
- migraines, maux de tête, vertiges ;
- maux de gorge ;
- menstruations excessives.

COMMENT SONT FABRIQUÉS LES GRANULES HOMÉOPATHIQUES ?

Les granules homéopathiques sont des cristaux de sucre pur, enrobés de saccharose et de lactose, que l'on imprègne d'une dilution homéopathique (teinture mère). La méthode de la triple imprégnation permet à la dilution de pénétrer jusqu'au centre du granule.

Le macérât glycériné *Citrus limonum*

Il est réalisé à partir des bourgeons ou des jeunes pousses du citronnier (gemmothérapie). La dilution se fait dans un mélange d'eau, d'alcool et de glycérine. Le macérât glycériné (MG) est deux fois moins concentré que la teinture mère. Il existe deux grandes écoles de pensée concernant la préparation des remèdes de gemmothérapie. Certains préconisent l'utilisation du macérât glycériné pur, d'autres recommandent une dilution préalable, de type homéopathique (MG 1 DH, soit une dilution à 1/10e).

Il est traditionnellement utilisé dans les indications suivantes :

- troubles du système circulatoire : varices, jambes lourdes, maladies cardiovasculaires (infarctus, palpitations, artérite…) ;
- troubles du système articulaire : goutte ;
- troubles digestifs : mauvaise digestion, hoquet, cirrhose hépatique ;
- troubles du système nerveux : migraines, insomnie, épilepsie, neurasthénie…

La posologie habituelle du MG 1 DH est de 50 à 150 gouttes par jour pour les adultes, en 3 prises. Pour les enfants (sur avis médical), elle est de 1 goutte par jour et par kilo.

⚠ **Attention !** Ce remède contient de l'alcool. Il doit être utilisé avec les plus grandes précautions chez les femmes enceintes et allaitantes et les enfants. Il est généralement déconseillé aux personnes ayant un problème de dépendance à l'alcool ainsi qu'aux insuffisants hépatiques ou aux personnes épileptiques. Dans tous les cas, demandez conseil à votre médecin ou à votre pharmacien avant utilisation.

PARTIE 2

LES 1 001 BIENFAITS DU CITRON POUR LA SANTÉ

Bon pour la digestion, vitaminé, antioxydant, antiseptique… le citron est sans aucun doute un allié de choix pour soigner les petits bobos et pour prévenir divers soucis de santé.

L'EAU CITRONNÉE, LE RÉFLEXE SANTÉ

Tout le monde connaît les bienfaits d'un grand verre d'eau additionnée de jus de citron fraîchement pressé. Mais attention, pour que ce remède soit efficace, il faut suivre quelques règles simples et pourtant indispensables…

La recette de base

Elle est simplissime !

- Pressez ½ citron ou 1 citron entier.
- Mélangez le jus de citron avec 300 ml d'eau tiède.
- Buvez !

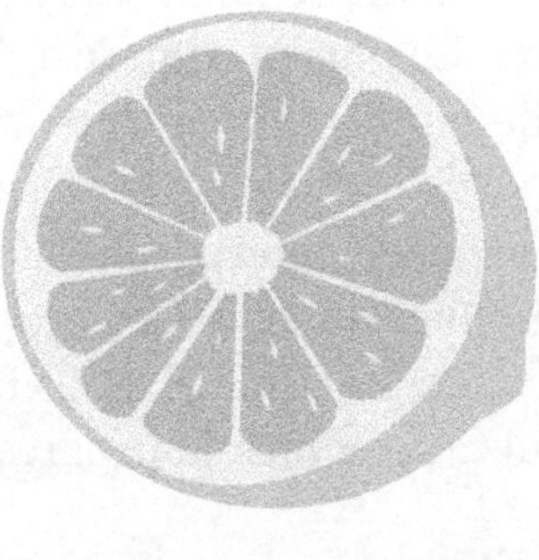

Les conseils pratiques :

- Utilisez **½ citron** ou, mieux, **1 citron entier**. Si vous n'êtes pas habitué à boire du jus de citron, commencez par une toute petite dose (1 c. à c. de jus), que vous augmenterez tous les jours, jusqu'à arriver à ½ citron par jour. Vous passerez ensuite du ½ citron au citron entier de la même façon.
- Pressez le citron **à fond** pour récupérer le maximum de jus mais aussi une partie de l'albédo, la partie blanche du fruit, riche en pectine. Pour cela, investissez dans un presse-agrumes performant. Mécanique ou manuel, à vous de choisir. Veillez à ce qu'il filtre bien le jus (il ne doit pas rester de pulpe ou de pépins dans votre eau citronnée, afin de ne pas ralentir son passage dans le système digestif).
- Diluez le jus fraîchement pressé dans **300 ml d'eau au minimum**. Utilisez pour cela une tasse ou un mug taille XXL, ou bien encore un bol. C'est la quantité nécessaire pour bien diluer les toxines et permettre leur élimination. De plus, le jus de citron bien dilué est moins acide, et donc plus facile à boire. De cette façon, il est aussi moins irritant pour les dents et les muqueuses.
- Utilisez une **eau de qualité** : eau du robinet si vous avez toutes les garanties qu'elle est saine, ou bien eau filtrée, eau de source ou minérale.
- L'eau doit être chauffée à la **bonne température** : **40-45 °C.** Ni plus ni moins. Plus froide, l'eau citronnée stagne plus longtemps dans l'estomac. Or le but est qu'elle y passe rapidement afin d'emporter avec elle les toxines. Plus chaude, la vitamine C, sensible à la chaleur, est détruite. Le plus pratique est d'avoir une bouilloire équipée d'un régulateur de température. À défaut, un thermomètre de cuisine. Ne chauffez pas votre eau au micro-ondes.
- Buvez votre **eau citronnée nature**, sans ajout de sucre, de miel ou d'édulcorant, pour profiter de ses propriétés détox. Si cela vous semble trop acide, commencez par boire une petite dose de jus de citron, puis augmentez-la progressivement, au fil de la

journée. Pour des indications plus précises (soigner un rhume par exemple), vous pourrez l'agrémenter de miel.

- Buvez l'eau citronnée **sans attendre**, afin de profiter de tous les bienfaits du citron (sa vitamine C et ses antioxydants sont fragiles), mais aussi de ceux de l'eau chaude. Vu la quantité d'eau à avaler, vous n'allez pas, bien sûr, le faire d'un seul trait. Accordez-vous une dizaine de minutes chaque matin pour ce rituel (si nécessaire, levez-vous 10 min plus tôt). Buvez par petites gorgées.
- Pour éviter que les composés acides du citron n'attaquent l'émail de vos dents, buvez votre boisson **à la paille**.
- Autre réflexe pour limiter les attaques acides sur vos dents, **rincez-vous la bouche** avec de l'eau du robinet, éventuellement additionnée d'une cuillère à café de bicarbonate de soude, après avoir bu toute votre eau citronnée. Toujours dans le même but, ne vous lavez pas les dents tout de suite après, mais attendez 15 à 30 min. Cette bonne habitude est d'ailleurs valable pour tous les autres repas : ne vous lavez jamais les dents immédiatement après avoir mangé. En effet, les acides des aliments continuent d'attaquer l'émail après le repas, inutile donc de le fragiliser encore plus en vous lavant les dents.
- Cette boisson doit être prise **le matin à jeun**, idéalement 15 à 30 min avant le petit-déjeuner, pour une efficacité optimale, avant toute prise d'aliments. Faites-en votre premier réflexe matinal !
- En complément, vous pouvez aussi boire de l'eau citronnée **dans la journée**, quand vous en ressentez le besoin, pour vous hydrater, ou simplement pour le plaisir…
- Gardez cette bonne habitude **toute la vie** ! Imaginez-la comme une façon de nettoyer votre organisme de l'intérieur. Vous vous lavez bien les dents tous les jours ? Alors pourquoi ne pas nettoyer votre corps tous les jours aussi ?

⚠ **Attention !** Malgré ses nombreux bienfaits, l'eau citronnée ne convient pas à tout le monde. Reportez-vous aux contre-indications p. 48.

POURQUOI LE MATIN À JEUN ?

Durant la nuit, le corps met en route des processus d'autonettoyage performants : il y consacre même une grande partie de son énergie. Si ceux-ci ne fonctionnent pas bien, divers signes se manifestent au réveil, comme la mauvaise haleine, les cernes, la fatigue… Prendre un jus de citron le matin au réveil et à jeun va permettre de finaliser ce travail de détoxination.

Par ailleurs, l'eau citronnée est un excellent moyen de s'hydrater dès le matin. On l'ignore souvent, mais la déshydratation est courante et peut provoquer de très nombreux soucis : fatigue, maux de tête, constipation, baisse des défenses immunitaires…

Mais tous les naturopathes ne sont pas d'accord sur ce point. Christian Brun, quant à lui, affirme qu'il faut consommer le citron en fin de matinée ou d'après-midi, car le métabolisme des acides serait plus important à ces moments-là de la journée.

Notre conseil : c'est à vous de tester quelle méthode vous convient le mieux. Faites chaque cure pendant 10 jours, et comparez les résultats et le bien-être obtenus.

Une variante, avec un citron entier

Pour une action détox plus complète, vous pouvez presser le citron entier, **avec son écorce, ses peaux blanches et ses pépins**. Vous bénéficierez ainsi des multiples bienfaits de tous les composants du citron. À la clé, une détox profonde, une action sur le foie et la vésicule biliaire, et un rééquilibrage efficace de l'intestin.

Cette boisson, très concentrée, peut être prise sous forme d'une cure de 1 semaine.

La recette est également très simple.

- La veille au soir, lavez un citron. Coupez-le en tranches fines, puis en petits dés. Mélangez-le avec 300 ml d'eau tiède. Couvrez et laissez reposer toute la nuit à température ambiante.
- Le lendemain, mixez la préparation. Filtrez-la puis réchauffez-la légèrement.
- Buvez sans attendre, lentement, à petites gorgées.

Les conseils pratiques :

- Utilisez impérativement **un citron bio ou non traité**. Et n'oubliez pas de le laver avant utilisation (voir nos conseils p. 25).
- Comme dans la recette de base, l'eau utilisée pour la macération du citron doit être chauffée à **40-45 °C au maximum**. Même chose le lendemain pour l'eau citronnée passée au blender.

⚠ **Attention !** En raison de sa richesse en huiles essentielles, cette variante est déconseillée chez les enfants, les femmes enceintes et allaitantes, ainsi que chez les personnes souffrant de maux d'estomac.

ACNÉ

En raison de son action antiseptique, purifiante et cicatrisante, le citron est parfaitement indiqué pour soigner les problèmes d'acné qui, contrairement aux idées reçues, ne sont pas réservés aux ados.

En pratique

- Pour traiter les zones acnéiques, commencez par un bain de vapeur (en mettant votre visage au-dessus d'un bol d'eau chaude pendant quelques minutes) afin d'ouvrir les pores, puis passez sur votre peau un disque de coton imbibé de jus de citron. Pour obtenir de bons résultats, faites ce soin tous les deux jours. Vous pouvez aussi mélanger un peu d'eau tiède avec du jus de citron fraîchement pressé. Ensuite, imbibez des compresses et posez sur les zones concernées pendant quelques minutes avant de rincer à l'eau fraîche.

- En cas de boutons d'acné récalcitrants ou qui ont tendance à s'infecter, appliquez la chair d'un citron coupé en deux pendant quelques minutes. Ou bien badigeonnez-les avec un Coton-Tige imbibé de 1 goutte d'huile essentielle de citron, 2 fois par jour, jusqu'à disparition du problème.

PETIT RAPPEL

Attention : si vous appliquez de l'huile essentielle sur votre peau, ne vous exposez pas au soleil dans les 2 heures qui suivent l'application, car elle est photosensibilisante (elle peut provoquer l'apparition de vilaines taches).
Si vous constatez des rougeurs ou une irritation de la peau, stoppez le traitement. L'HE de citron peut en effet se révéler irritante et allergisante chez certaines personnes.

- Pour une peau fraîche et nette toute la journée, voici une idée de lotion quotidienne : dans un flacon, mélangez à parts égales de l'eau de rose et du jus de citron fraîchement pressé. Appliquez-la sur la peau après le démaquillage, matin et soir, en évitant le contour des yeux. Conservez la lotion au frais pendant 1 petite semaine.
- N'oubliez pas que l'état de votre peau reflète la santé de votre organisme tout entier, et en particulier celle de vos intestins. Une petite détox intestinale à base de jus de citron vous fera sûrement le plus grand bien si vous souffrez d'acné ! Concrètement, adoptez le réflexe eau citronnée : chaque matin à jeun, buvez un grand verre d'eau tiède additionnée du jus d'un citron fraîchement pressé (voir les conseils p. 66).

AÉROPHAGIE

L'huile essentielle de citron est précieuse pour soulager ce trouble gênant qui se caractérise par une sensation de ballonnements et des gaz.

En pratique

- Associée à l'huile essentielle d'estragon notamment, comme dans la recette ci-après, elle est très efficace pour aider à bien digérer et à prévenir la formation de gaz.

La recette

REMÈDE ANTI-GAZ

Ingrédients : 10 gouttes d'HE de citron ; 10 gouttes d'HE de menthe poivrée ; 10 gouttes d'HE d'estragon

> Versez les 3 HE dans un petit flacon vide.
> Prenez 1 goutte de cette préparation sur un petit comprimé neutre, après chaque repas (évitez le sucre ou la mie de pain, qui peuvent être la cause de vos petits soucis digestifs !).

ALLERGIE ALIMENTAIRE

L'une des théories pouvant expliquer les allergies alimentaires (et leur recrudescence) est le mauvais fonctionnement intestinal. Celui-ci serait plus précisément dû à l'excès de toxines apportées par l'alimentation moderne, le stress, la pollution… Excellent dépuratif, le citron, pris sous forme de cure, opère un grand nettoyage interne et permet de nouveau aux intestins de fonctionner de manière optimale.

En pratique

Adoptez le réflexe eau citronnée : chaque matin à jeun, buvez un grand verre d'eau tiède additionnée de jus de citron fraîchement pressé (voir les conseils p. 65).

ALLERGIE RESPIRATOIRE

En raison de ses antioxydants antiallergiques et anti-inflammatoires, le citron peut aider à soulager les crises d'allergie.

En pratique

- Au moment de la crise, instillez quelques gouttes de jus de citron directement dans les narines, puis reniflez profondément.
- En période « à risques », utilisez l'huile essentielle de citron en diffusion, associée à d'autres huiles essentielles (voir la recette ci-après).

La recette

COCKTAIL ANTIALLERGIE À DIFFUSER

Ingrédients : 10 gouttes d'HE de citron ; 10 gouttes d'HE de niaouli ; 10 gouttes d'HE d'eucalyptus radié

> Versez les 3 huiles essentielles dans un diffuseur.
> Diffusez par périodes de 30 min 2 ou 3 fois par jour.

⚠ **Attention !** N'oubliez pas que le citron peut lui aussi être la cause d'allergies. Elles sont rares mais elles existent ! Voir aussi p. 48 et 56.

AMPOULE

Le citron est un exfoliant naturel efficace. Utilisez ses propriétés pour prévenir les ampoules et autres échauffements douloureux !

En pratique

Pour prévenir l'apparition d'ampoules, frottez tout le pied avec la chair d'un citron coupé en deux, en insistant sur les zones à risques (talon ou orteils notamment). Cela permettra de tanner la peau, c'est-à-dire de la rendre plus résistante. À faire tous les jours pendant 15 jours (par exemple en préparation d'une course). En complément, hydratez bien vos pieds.

ANÉMIE

L'anémie se caractérise par une baisse du taux d'hémoglobine ou de globules rouges dans le sang. La carence en fer est l'une des causes les plus courantes. Celle-ci peut être liée à une grossesse, à des règles trop abondantes, à la prise de certains médicaments. La consommation de citron est recommandée dans ce cas. En effet, la vitamine C qu'il contient aide à mieux absorber le fer non héminique, qui est le fer contenu dans les végétaux.

En pratique

- Ajoutez donc un peu de jus de citron fraîchement pressé dans tous vos plats !
- Vous pouvez aussi préparer une infusion d'ortie (plante riche en fer) additionnée d'un jus de citron frais (voir la recette ci-après).

La recette

INFUSION ORTIE-CITRON

Ingrédients : 50 g d'ortie séchée ; 1 citron

> Faites bouillir 1 litre d'eau de source.
> Hors du feu, ajoutez l'ortie et laissez infuser 10 min à couvert. Filtrez et ajoutez le jus de citron.
> Laissez refroidir la préparation dans une carafe puis conservez-la au frais. Buvez cette préparation en plusieurs fois tout au long de la journée, par cures de 15 jours.

ANGINE

Voir Mal à la gorge (p. 101).

APHTE

Les aphtes sont des petites lésions qui apparaissent sur la muqueuse buccale ou les gencives. Ils sont généralement liés à une baisse des défenses immunitaires et/ou aux épisodes de stress. En raison de son action antiseptique et adoucissante, le citron est un remède naturel efficace pour soulager les aphtes. S'ils reviennent régulièrement, le citron peut aussi être pris en prévention, afin de renforcer le système immunitaire.

En pratique

- Mélangez le jus de ½ citron dans ½ verre d'eau tiède, et faites des bains de bouche après le lavage des dents, en gardant la solution quelques minutes en bouche. Vous pouvez ajouter ½ c. à c. de miel dans la préparation. À faire 1 fois par jour pendant 3 ou 4 jours au maximum (pour ne pas abîmer l'émail dentaire).

- Vous pouvez également appliquer 1 goutte d'HE de citron directement sur l'aphte 3 fois par jour.
- En prévention, afin de booster vos défenses, adoptez le réflexe eau citronnée : chaque matin à jeun, buvez un grand verre d'eau tiède additionnée de jus de citron fraîchement pressé (voir les conseils p. 65 et 66).

⚠ **Attention !** Chez certaines personnes et/ou en cas d'utilisation prolongée, le citron peut irriter la muqueuse et provoquer… des aphtes ! Il peut aussi abîmer l'émail dentaire. Si tel est votre cas, optez plutôt pour l'huile essentielle de citron.

ARTHRITE

Voir Rhumatismes (p. 108).

ARTHROSE

Voir Rhumatismes (p. 108).

BALLONNEMENTS

Voir Aérophagie (p. 71).

BLEU, BOSSE

Un bobo ? Découvrez le réflexe citron ! C'est en effet un excellent antiseptique : il atténue la douleur, limite l'inflammation et favorise la cicatrisation. Que demander de plus ?

En pratique

Imbibez une compresse de jus de citron bien froid et appliquez sur la zone concernée. Laissez en place quelques minutes.

BRONCHITE

Voir Toux (p. 111).

BRÛLURE D'ESTOMAC

Le citron et plus généralement les agrumes font souvent partie des premiers aliments déconseillés en cas de brûlures d'estomac. Mais ce n'est pas parce que le citron est acide (au goût) qu'il est acidifiant. Bien au contraire, comme expliqué p. 46, il est alcalinisant. C'est-à-dire que, dans l'organisme, il contribue à lutter contre les excès d'acidité.

En pratique

- Buvez le jus de ½ citron dilué dans de l'eau avant le repas.
- Ou bien, chaque matin, adoptez le réflexe eau citronnée, à boire à jeun (voir les conseils p. 65).

Le conseil en +

Si boire du jus de citron vous provoque des douleurs à l'estomac, ne blâmez pas le citron, mais plutôt votre capacité à métaboliser ses acides... Voir aussi p. 46.

BRÛLURE LÉGÈRE

Le citron atténue la douleur, désinfecte et accélère la cicatrisation. C'est votre allié en cas de petite brûlure !

En pratique

Passez immédiatement la zone brûlée sous l'eau froide pendant 5 à 10 min, afin de rafraîchir la peau et de limiter la brûlure. C'est le geste de base en cas de brûlure. Une fois cette opération effectuée, posez une compresse imbibée d'eau citronnée sur la zone affectée et laissez-la en place quelques minutes.

CALCUL RÉNAL

Les calculs rénaux, ou « pierres aux reins », sont des petits cailloux qui se forment à cause de la cristallisation des acides, présents en trop grande quantité dans les urines. Ce qui provoque, vous pouvez aisément l'imaginer, de vives douleurs lorsqu'ils sont évacués par les voies naturelles. Les citrates (acide citrique) contenus dans le citron sont dans ce cas indiqués en prévention, car ils permettent de dissoudre ces calculs, et donc de protéger les reins. Plusieurs études* ont ainsi démontré l'intérêt de la consommation de boissons acides (jus de citron mais aussi d'orange ou de tomate) dans la prévention des calculs rénaux. Les experts de la célèbre clinique Mayo aux États-Unis recommandent ainsi aux personnes à risques de calculs, ou ayant déjà eu des calculs, de boire un verre de citronnade maison chaque jour. Ce bon réflexe permet non seulement de briser les calculs, mais aussi d'améliorer l'hydratation générale, mesure de prévention importante s'il en est.

En pratique

- Pressez 2 citrons et versez leur jus dans une bouteille de 1,5 litre (optez pour une eau pauvre en calcium). Buvez-en plusieurs fois dans la journée.
- Vous pouvez aussi adopter le réflexe eau citronnée : chaque matin à jeun, buvez un grand verre d'eau tiède additionnée de jus de citron fraîchement pressé (voir les conseils p. 65 et 66).

CANCER

Le citron est parfois paré de mille et une propriétés surpuissantes, notamment celle de soigner le cancer en détruisant les cellules cancéreuses, de manière bien plus efficace que la chimiothérapie... Il est important de rétablir la vérité : non, le citron n'est pas un remède miracle ! Néanmoins, comme de nombreux autres fruits et légumes, le citron possède des vertus intéressantes pour la santé, et notamment dans la lutte anticancer. Sa richesse en antioxydants, en particulier, est à souligner. Certaines études ont ainsi démontré qu'une consommation régulière d'agrumes participait activement à la prévention du cancer. De manière plus générale, on

* Notamment D. E. Kang, R. L. Sur *et al.*, « Long-Term Lemonade based Dietary Manipulation in Patients with Hypocitraturic Nephrolithiasis », *The Journal of Urology*, 2007.

sait aujourd'hui que l'alimentation est la première des préventions santé. Alors, du citron oui, mais à condition de l'intégrer dans une alimentation variée et équilibrée, riche en fruits et légumes et en bonnes graisses, pauvre en produits à IG élevé.

En pratique

- Consommez régulièrement du citron, en complément d'une alimentation adaptée.
- Vous pouvez aussi adopter le réflexe eau citronnée, toujours en complément d'une alimentation adaptée : chaque matin à jeun, buvez un grand verre d'eau tiède additionnée de jus de citron fraîchement pressé (voir les conseils p. 65).
- Boostez vos apports en antioxydants en buvant régulièrement du thé vert additionné de jus de citron. (Voir la technique pour le préparer dans les règles de l'art p. 33.)

CANDIDOSE

Cette infection est provoquée par une famille de champignons, le plus souvent par le *Candida albicans*. Elle est très répandue parmi la population et, malheureusement, très fréquemment ignorée et mal diagnostiquée. L'infection peut toucher différentes parties du corps : la peau, la bouche, le vagin, l'intestin, l'œsophage… Elle se manifeste par divers symptômes, qui varient selon la localisation du champignon : dépôt blanchâtre sur la langue (candidose buccale), lésions cutanées ou ongulaires (candidose cutanée), pertes blanches, douleurs à la miction, démangeaisons génitales (candidose génitale ou mycose), troubles de la digestion (candidose intestinale)… Souvent ponctuelle, elle peut devenir chronique et se disséminer dans tout l'organisme.

Le citron est un remède intéressant en cas de candidose. En effet, il est efficace pour lutter contre les champignons. De plus, en complément de mesures alimentaires et d'hygiène de vie adaptées (voir p. 42), il contribue à rétablir l'équilibre acido-basique de l'organisme. Soulignons que l'excès d'acidité est en effet un terrain propice au développement des champignons…

En pratique

Adoptez le réflexe eau citronnée : chaque matin à jeun, buvez un grand verre d'eau tiède additionnée de jus de citron fraîchement pressé (voir les conseils p. 65). Il peut être pris soit en complément de traitement, soit en prévention.

CELLULITE

Voir Rétention d'eau (p. 107).

CHOLESTÉROL

Voir Hypercholestérolémie (p. 97).

CIRCULATION SANGUINE

Le citron est l'allié des capillaires et des vaisseaux sanguins. En raison de sa richesse en vitamine C et en antioxydants, il exerce une action protectrice. Il permet également de fluidifier le sang, d'où une circulation plus facile.

En pratique

Adoptez le réflexe eau citronnée : chaque matin à jeun, buvez un grand verre d'eau tiède additionnée de jus de citron fraîchement pressé (voir les conseils p. 65).

CONJONCTIVITE

La conjonctivite est, comme son nom l'indique, une inflammation de la conjonctive (la membrane qui tapisse la paupière et la partie blanche des yeux). Elle peut être d'origine bactérienne, virale, allergique, ou être liée à l'exposition à un produit chimique ou à un corps étranger. En raison de son action anti-inflammatoire et antiseptique, le citron peut aider à soulager les symptômes.

En pratique

- Versez 1 goutte de jus de citron bio dans l'œil. Attention, cela peut brûler sur le coup, mais la sensation s'atténue rapidement.
- Si vous êtes sujet aux conjonctivites à répétition, adoptez le réflexe eau citronnée : chaque matin à jeun, buvez un grand verre d'eau tiède additionnée de jus de citron fraîchement pressé (voir les conseils p. 65). En complément de mesures alimentaires et d'hygiène de vie, l'eau citronnée vous aidera à rétablir un bon équilibre acido-basique, essentiel pour la prévention de ce type d'inflammations.

CONSTIPATION

L'eau additionnée de jus de citron est un remède naturel parfaitement adapté en cas de transit lent ou de constipation. Son action est en effet dépurative et émolliente. Plus simplement, elle purifie les intestins, pour une efficacité renouvelée, et aide à ramollir les selles, pour une évacuation plus facile. L'eau citronnée permet aussi un supplément d'hydratation. Mauvaise hydratation et constipation sont souvent liées en effet…

En pratique

Chaque matin à jeun, buvez un grand verre d'eau tiède additionnée de jus de citron fraîchement pressé (voir les conseils p 65). Un remède à utiliser en traitement ou en prévention.

COUP DE SOLEIL

En raison de ses vertus anti-inflammatoires, apaisantes et cicatrisantes, le citron est parfaitement indiqué pour soulager les peaux échauffées par le soleil. Associé au miel, il adoucit et régénère l'épiderme.

En pratique

Pressez 1 citron. Mélangez son jus avec 1 c. à s. de miel liquide et étalez sur la zone touchée. Renouvelez aussi souvent que nécessaire.

COUPURE

Le citron est un excellent désinfectant et cicatrisant ! Si vous n'avez pas d'antiseptique sous la main, il peut le remplacer sans problème.

En pratique

Arrosez la plaie de quelques gouttes de jus de citron pur. Idéal si vous vous blessez en cuisinant par exemple…

COURBATURES

Les courbatures sont liées à l'accumulation d'acide lactique dans les muscles après l'effort. En alcalinisant l'organisme, le citron aide à prévenir ce phénomène.

En pratique

- N'oubliez pas de vous hydrater correctement avant, pendant et après l'effort. Pour cela, emmenez une bouteille d'eau additionnée du jus de ½ citron. À boire régulièrement par petites gorgées.
- Après l'effort, désaltérez-vous avec une petite bouteille d'eau gazeuse additionnée du jus de ½ citron et de 1 c. à c. de miel. Ce bon réflexe favorise la récupération musculaire, prévient les courbatures et la déminéralisation, qui peut être causée par la transpiration.
- Si des courbatures apparaissent au moindre effort, adoptez le réflexe eau citronnée : chaque matin à jeun, buvez un grand verre d'eau tiède additionnée de jus de citron fraîchement pressé (voir les conseils p. 65).

CRAMPES

Voir Courbatures.

CYSTITE

La cystite, ou infection urinaire, est une inflammation de la vessie. Elle peut être liée à la présence d'une bactérie ou causée par une urine trop acide. Différents facteurs peuvent expliquer sa survenue : mauvaise alimentation, manque d'hygiène génitale, affaiblissement des défenses immunitaires, stress, prise de certains médicaments (antibiotiques, contraceptifs...). La consommation régulière d'eau citronnée peut agir de manière efficace en traitement, mais aussi en prévention. En effet, en cas d'infection bactérienne, le citron aide à combattre les germes à l'origine de l'inflammation. Il renforce aussi les défenses immunitaires. L'apport supplémentaire d'eau permet, quant à lui, de diluer l'urine et de mieux éliminer les déchets, mais aussi d'éviter la constipation, qui peut également être un facteur déclenchant. La cystite est aussi, très souvent, le signe d'un déséquilibre acido-basique : la consommation régulière de citron peut aider à le rétablir, en complément de mesures alimentaires et d'hygiène de vie adaptées.

En pratique

Adoptez le réflexe eau citronnée : chaque matin à jeun, buvez un grand verre d'eau tiède additionnée de jus de citron fraîchement pressé (voir les conseils p. 65).

DÉFENSES IMMUNITAIRES

Si le citron est un remède efficace à de nombreux maux, il excelle aussi en prévention. En raison de sa richesse en vitamine C antioxydante, il stimule les défenses immunitaires de l'organisme (production d'anticorps, activité des globules blancs...). Consommer régulièrement du citron, c'est l'assurance de tomber moins souvent malade.

En pratique

- Pour renforcer les défenses de l'organisme, tout au long de l'année, ayez le réflexe eau citronnée : chaque matin à jeun, buvez un grand verre d'eau tiède additionnée de jus de citron fraîchement pressé (voir les conseils p. 65).

- En période d'épidémie, misez sur l'huile de massage spéciale défenses (recette ci-après).

La recette

HUILE DE MASSAGE SPÉCIALE DÉFENSES

Ingrédients : 100 ml d'huile végétale (amande douce, argan…) ; 20 gouttes d'HE de citron ; 20 gouttes d'HE de ravintsara ; 10 gouttes d'HE d'arbre à thé

> Dans un flacon, mélangez l'huile végétale et les huiles essentielles.
> Utilisez quelques gouttes de cette préparation en massage sur le thorax et sur la plante des pieds, le soir au coucher.

DIABÈTE

On l'a vu page 40, le citron permet d'abaisser l'index glycémique du repas, et donc de ralentir le passage du sucre dans le sang. Un réflexe quotidien à adopter dans le cadre d'une alimentation à IG bas ou moyen !

En pratique

- Ajoutez un filet de jus de citron dans tous vos plats.
- Adoptez le réflexe eau citronnée, en complément d'une alimentation riche en fruits et légumes et pauvre en aliments à IG élevé : chaque matin à jeun, buvez un grand verre d'eau tiède additionnée de jus de citron fraîchement pressé (voir les conseils p. 65).

DIARRHÉE

Le jus de citron a une action désinfectante et bactéricide, bien utile en cas de diarrhée liée à un virus ou à une intoxication alimentaire. Dilué dans un grand volume d'eau, il permet une bonne réhydratation, indispensable car la diarrhée entraîne une perte importante d'eau.

En pratique

Chaque matin à jeun, buvez un grand verre d'eau tiède additionnée de jus de citron fraîchement pressé.

DIGESTION DIFFICILE

Le citron est l'allié d'une bonne digestion. Il agit tout d'abord au niveau de l'estomac pour favoriser la décomposition des aliments, puis au niveau intestinal pour éliminer les toxines qui vous empêchent de digérer correctement. N'hésitez pas à faire appel à ses bienfaits après un repas un peu lourd, ou si vous sentez qu'un plat « ne passe pas ».

En pratique

- Si vous avez du mal à digérer, buvez un grand verre d'eau tiède additionnée de jus de citron fraîchement pressé (sans ajout de sucre).
- Vous pouvez aussi y ajouter une pointe de couteau de bicarbonate de soude, idéal pour son action antiacide (voir encadré page suivante). Dans ce cas, prévoyez un grand verre, car le mélange citron + bicarbonate mousse et risque de déborder.
- Essayez aussi 1 goutte d'HE de citron déposée sur un comprimé neutre ou sur ½ sucre, à laisser fondre dans la bouche après chaque repas. Vous profiterez ainsi du limonène contenu dans la pelure du citron, un composant bénéfique pour la digestion.

Vous pouvez y ajouter 1 goutte d'HE de menthe poivrée et/ou 1 goutte d'HE d'estragon.

- Autre solution : 20 à 30 gouttes de macérât glycériné de citron 1 DH diluées dans un peu d'eau, 3 fois par jour. Attention, ce produit contenant de l'alcool, il doit être utilisé avec prudence par certaines personnes, notamment les enfants, les femmes enceintes et allaitantes, les personnes avec un problème de dépendance à l'alcool (voir p. 62)… Demandez toujours conseil à votre médecin ou à votre pharmacien.

ZOOM SUR LE BICARBONATE DE SOUDE

Le bicarbonate de soude, ou plutôt bicarbonate de sodium (NaHCO3), est une poudre blanche composée de plusieurs éléments chimiques : sodium (Na), hydrogène (H), carbone (C) et oxygène (O). Il exerce un « effet tampon » : il empêche ou limite la variation de pH d'une solution même quand on y ajoute une grosse dose de solution acide ou, au contraire, basique. En clair, il maintient l'équilibre acido-basique. Les propriétés antiacides du bicarbonate expliquent ses bienfaits santé : on l'emploie depuis des siècles pour lutter contre les brûlures d'estomac, aider à digérer, mais aussi combattre les attaques acides à l'origine des caries. Toutefois, son champ d'application est beaucoup plus vaste. En cuisine, il atténue l'acidité de certaines préparations (confiture d'agrumes, jus de citron, sauce tomate maison…). On l'emploie aussi au jardin pour lutter contre les champignons : en rendant la surface des feuilles de la plante moins acide, il empêche ces mêmes champignons de se développer.

Notez qu'il existe plusieurs sortes de bicarbonates : le bicarbonate pharmaceutique (vendu en pharmacie) ou le bicarbonate alimentaire (dans les grandes surfaces et les boutiques bio). →

Attention : si vous suivez un régime sans sel, la prise de bicarbonate par voie interne est souvent déconseillée, en raison de sa teneur élevée en sodium. Cette mesure s'applique également aux personnes souffrant de rétention d'eau, d'hypertension ou d'insuffisance rénale. Mais sachez aussi que plusieurs études tendent aujourd'hui à démontrer que le bicarbonate de sodium, à l'inverse du chlorure de sodium (le sel de table classique), n'a pas d'effet sur la tension artérielle. N'hésitez pas à demander l'avis de votre médecin.
Pour en savoir plus sur les multiples utilisations du bicarbonate, lire *Le grand livre du bicarbonate*, du même auteur, aux éditions Leduc.s.

DOULEUR ARTICULAIRE

Voir Rhumatismes (p. 108).

DOULEUR MUSCULAIRE

Les douleurs musculaires proviennent, le plus souvent, d'un excès acide dans l'organisme. Rien de tel qu'une cure de citron pour rétablir l'équilibre acido-basique et éliminer tous les déchets toxiques accumulés.

En pratique

- Adoptez le réflexe eau citronnée : chaque matin à jeun, buvez un grand verre d'eau tiède additionnée de jus de citron fraîchement pressé (voir les conseils p. 65).
- Vous pouvez aussi masser vos muscles douloureux avec quelques gouttes d'huile citronnée (voir la recette p. 100).

ECZÉMA

Le jus de citron est idéal pour soigner tous les petits problèmes de peau, comme l'eczéma. Il peut agir en externe (application directe sur la peau) ou en interne. On sait en effet aujourd'hui combien les dérèglements intestinaux peuvent influencer bien d'autres aspects de la santé. Les troubles cutanés ne sont que l'une des conséquences d'intestins encrassés.

En pratique

- En externe : appliquez sur les lésions des compresses de jus de citron dilué dans un peu d'eau de source. Laissez agir 15 min environ, et répétez 2 ou 3 fois par jour.
- Adoptez le réflexe eau citronnée : chaque matin à jeun, buvez un grand verre d'eau tiède additionnée de jus de citron fraîchement pressé (voir les conseils p. 65).

FAIM

Voir Fringale (p. 91).

FATIGUE

En raison de sa richesse en vitamine C et en minéraux, le citron est un remède idéal en cas de fatigue. Par ailleurs, il favorise l'assimilation du fer, un minéral incontournable pour éviter l'anémie, cause majeure de fatigue. Assimiler le citron sous forme d'eau citronnée permet par ailleurs une bonne hydratation. On oublie en effet trop souvent que la déshydratation, qui est fréquente, peut s'avérer source de nombreux soucis de santé, maux de tête ou fatigue notamment.

En pratique

- Adoptez le réflexe eau citronnée : chaque matin à jeun, buvez un grand verre d'eau tiède additionnée de jus de citron fraîchement pressé (voir les conseils p. 65).
- Vous pouvez prendre 1 goutte d'HE de citron déposée sur un comprimé neutre, ½ sucre ou mélangée dans un peu de miel, à laisser fondre dans la bouche 2 ou 3 fois par jour pendant 1 semaine. Ajoutez-y éventuellement 1 goutte d'HE de basilic.
- L'HE de citron peut aussi s'utiliser en diffusion. Voir la synergie à utiliser ci-après.

La recette

COCKTAIL ANTIFATIGUE À DIFFUSER

> Dans un diffuseur d'huiles essentielles, versez 5 gouttes d'HE de citron + 5 gouttes d'HE de menthe poivrée + 5 gouttes d'HE de basilic + 5 gouttes d'HE de pin sylvestre. Diffusez 30 min 2 fois par jour (matin et après-midi).

FIÈVRE

En raison de son action dépurative et antibactérienne, le citron offre un excellent soutien à l'organisme en cas de fièvre. Pris sous forme d'eau citronnée, il réhydrate aussi le corps, ce qui est indispensable quand la température monte.

En pratique

Buvez un grand verre d'eau tiède additionnée du jus de ½ citron (voir les conseils p. 65). Vous pouvez en prendre 3 fois par jour.

FRINGALE

À quoi sont dues les fringales ? À une brusque chute du taux de sucre dans le sang, l'hypoglycémie. Et à quoi est due l'hypoglycémie ? Au fait qu'il y a quelques heures, vous avez consommé des aliments sucrés ou à index glycémique élevé (voir p. 40). Résultat : votre pancréas a fait son travail et a sécrété de l'insuline en grande quantité pour faire baisser le taux de sucre dans le sang, d'où une baisse progressive de la glycémie, excessive dans certains cas. C'est ce que l'on appelle « l'hypoglycémie réactionnelle », aux symptômes bien connus : coup de fatigue soudain, nervosité, envie de sucre... C'est le fameux petit creux de 11 heures, lié à l'absorption d'aliments à fort index glycémique au petit-déjeuner (pain blanc, confiture, jus de fruits...). Ce qui explique que « le sucre appelle le sucre ».

C'est là que le citron peut s'avérer intéressant. En effet, comme expliqué p. 41, il contribue à baisser l'index glycémique d'un repas, ce qui limite le risque de fringales.

Par ailleurs, le citron contient de la pectine, une fibre qui gonfle dans l'estomac, et a un effet coupe-faim. La pectine – rappelons-le – se situe majoritairement dans la pulpe et la peau blanche du citron.

En pratique

- Agrémentez tous vos repas de jus de citron, pour faire baisser leur IG.
- Pour profiter de la pectine du citron, mangez la pulpe du fruit. Ou bien mixez-le entier et buvez-le éventuellement dilué dans un peu d'eau.
- N'oubliez pas, enfin, que les fringales sont souvent dues à la déshydratation. En buvant un grand verre d'eau additionnée de jus de citron fraîchement pressé, vous calmez votre faim et votre envie de sucre.
- Vous pouvez aussi respirer l'HE de citron. Elle a un effet coupe-faim assez magique !

FURONCLE

En raison de ses propriétés antiseptiques, le citron est un remède de choix en cas de furoncle.

En pratique

- Pour faire mûrir un furoncle, appliquez du jus de citron pur dessus, plusieurs fois par jour.
- Vous pouvez aussi appliquer une compresse imbibée d'eau citronnée. Lorsqu'il est mûr, percez-le avec une aiguille stérilisée puis, de nouveau, désinfectez-le avec du jus de citron.

GOUTTE

La goutte est un rhumatisme inflammatoire causé par un excès d'acide urique dans le sang. Elle est fréquente chez les hommes de plus de 30 ans et chez les femmes après la ménopause. Elle se manifeste par des douleurs vives au niveau d'une articulation, souvent celle du gros orteil. Elle est généralement liée à une alimentation trop riche en viandes, en sodas et en alcool, qui provoque une acidification. Certains facteurs déclencheurs peuvent s'ajouter : chaussures trop serrées, stress, tabagisme, infection, déshydratation, prise de certains médicaments… Associée à des changements alimentaires et d'hygiène de vie, la consommation de citron peut atténuer les crises.

En pratique

- Adoptez le réflexe eau citronnée : chaque matin à jeun, buvez un grand verre d'eau tiède additionnée de jus de citron fraîchement pressé (voir les conseils p. 65).
- Vous pouvez aussi prendre 20 à 30 gouttes de macérât glycériné de citron 1 DH diluées dans un peu d'eau 3 fois par jour. Attention,

ce produit contenant de l'alcool, il doit être utilisé avec prudence par certaines personnes (voir p. 62). Demandez toujours conseil à votre médecin ou à votre pharmacien.

GRIPPE

Le citron est votre allié numéro 1 en cas de grippe. Il possède en effet des propriétés antiseptiques puissantes. De plus, en raison de sa richesse en vitamine C, il stimule les défenses immunitaires. Il soulage aussi tous les symptômes de la maladie : fièvre, toux, nez qui coule…

En pratique

- Misez sur la tisane citron-gingembre. Buvez-en 3 tasses par jour environ (voir la recette p. 110).
- En période d'épidémie, utilisez l'HE de citron en diffusion, associée à d'autres HE assainissantes. Dans un diffuseur, versez 10 gouttes d'HE de citron + 10 gouttes d'HE de ravintsara + 10 gouttes d'HE d'eucalyptus radié. Diffusez 30 min 1 ou 2 fois par jour.
- Pour stimuler vos défenses à l'approche de l'hiver, adoptez le réflexe eau citronnée : chaque matin à jeun, buvez un grand verre d'eau tiède additionnée de jus de citron fraîchement pressé (voir les conseils p. 65).

GUEULE DE BOIS

En stimulant le foie, le citron aide à mieux éliminer les déchets toxiques qui provoquent tous les symptômes associés à la gueule de bois : maux de tête, nausées, vomissements…

En pratique

- Le matin au réveil, buvez lentement un grand verre d'eau tiède additionnée de jus de citron fraîchement pressé. Une bonne habitude à adopter tous les matins (voir les conseils p. 65), même sans gueule de bois !
- Une autre idée : coupez en morceaux 2 citrons bio entiers (lavés) et faites-les bouillir 10 min à l'eau bouillante. Filtrez et buvez tiède.
- Misez sur les huiles essentielles : déposez 1 goutte d'HE de citron sur une petite cuillère de miel, et avalez 3 fois par jour. Ajoutez-y éventuellement 1 goutte d'HE de menthe poivrée.

HALITOSE

La mauvaise haleine (ou halitose dans le langage médical) est un problème aux origines diverses : mauvaise hygiène bucco-dentaire, carie, pathologie ORL… Mais dans de nombreux cas, elle peut s'expliquer par des troubles digestifs. Les toxines ne sont pas correctement éliminées au niveau intestinal, d'où la formation de gaz toxiques qui remontent. Le citron est indiqué dans tous les cas, car il agit à deux niveaux. Grâce à son action rafraîchissante et désodorisante, il masque pour un temps les mauvaises odeurs. Sous forme de cure interne, il permet de rétablir une bonne digestion et de prévenir les fermentations.

En pratique

- Pour un résultat à court terme (pour masquer la mauvaise odeur et rafraîchir l'haleine) : mâchez une rondelle de citron (impérativement bio) ou faites un bain de bouche avec de l'eau citronnée.
- Pour un résultat à plus long terme, en cas de mauvaise haleine liée à des troubles digestifs : buvez chaque matin à jeun un grand verre d'eau tiède additionnée de jus de citron fraîchement pressé (voir les conseils p. 65).

HÉMORROÏDES

Les hémorroïdes sont des veines situées à l'intérieur de l'anus et du rectum. Indolores en temps normal, elles peuvent parfois se dilater, provoquant alors de vives douleurs. On parle de crise hémorroïdaire. Ce phénomène peut être lié à divers facteurs : constipation, alimentation pauvre en fibres, obésité, allergies, sédentarité, grossesse, hérédité… Le citron, grâce à sa richesse en flavonoïdes, peut vous soulager efficacement : en effet, les flavonoïdes qu'il contient améliorent la souplesse des capillaires et des vaisseaux sanguins. De plus, son action anti-inflammatoire calme la douleur. Il s'utilise en externe ou en interne.

En pratique

- Imbibez de jus de citron des petites boules de coton et posez-les sur la zone douloureuse. Vous allez peut-être ressentir une légère sensation de brûlure, mais celle-ci va progressivement disparaître.
- Vous pouvez aussi faire des bains de siège au jus de citron : diluez le jus de 2 citrons dans une bassine d'eau froide et accroupissez-vous dedans pendant une dizaine de minutes. Faites une cure de 1 semaine.
- Adoptez le réflexe eau citronnée : chaque matin à jeun, buvez un grand verre d'eau tiède additionnée de jus de citron fraîchement pressé (voir les conseils p. 65). Idéal pour protéger et renforcer vos vaisseaux sanguins.

HERPÈS

L'herpès est une infection liée à un virus. Celui-ci a la particularité de rester dans l'organisme après la première infection et de se réactiver sous l'effet du stress ou d'une baisse des défenses immunitaires. Le citron est tout indiqué dans ce cas en raison de ses propriétés antiseptiques, mais aussi pour prévenir les crises, en renforçant les défenses immunitaires.

En pratique

- Badigeonnez les vésicules d'un peu de jus de citron fraîchement pressé, à l'aide d'un Coton-Tige.
- Pour une action à plus long terme et renforcer vos défenses immunitaires, adoptez le réflexe eau citronnée : chaque matin à jeun, buvez un grand verre d'eau tiède additionnée de jus de citron fraîchement pressé (voir les conseils p. 65).

HOQUET

Oubliez tous les trucs et astuces bien connus (et pas forcément efficaces) pour faire passer le hoquet, et misez sur le citron !

En pratique

- Déposez simplement 1 goutte de jus de citron sur la langue… Vous devriez rapidement voir disparaître votre hoquet !
- Vous pouvez aussi prendre 20 à 30 gouttes de macérât glycériné de citron 1 DH diluées dans un peu d'eau. Attention, ce produit contenant de l'alcool, il doit être utilisé avec prudence par certaines personnes, notamment les enfants, les femmes enceintes et allaitantes, les personnes ayant ou ayant eu un problème de dépendance à l'alcool (voir p. 62)… Demandez toujours conseil à votre médecin ou à votre pharmacien.

HYPERCHOLESTÉROLÉMIE

Une hypercholestérolémie se définit par un niveau trop élevé de cholestérol LDL. Grâce à sa richesse en antioxydants (flavonoïdes et limonoïdes), mais aussi grâce à sa teneur en pectine, le citron contribuerait à rétablir un bon ratio cholestérol LDL/cholestérol HDL. Il agit comme un fluidifiant et un purifiant sanguins, bénéfiques pour le maintien de taux de cholestérol optimaux.

En pratique

- Ajoutez un peu de jus de citron sur tous vos plats.
- Vous pouvez aussi adopter le réflexe eau citronnée : chaque matin à jeun, buvez un grand verre d'eau tiède additionnée de jus de citron fraîchement pressé (voir les conseils p. 65).

« BON » ET « MAUVAIS » CHOLESTÉROL

Contrairement aux idées reçues, il n'y a pas deux types de cholestérol : le « mauvais » (cholestérol LDL) d'une part, et le « bon » (cholestérol HDL) d'autre part. C'est une simplification abusive. En réalité, il n'existe qu'un seul type de cholestérol. La différence tient dans le type de « transporteur » qu'il utilise pour se déplacer dans le sang et dans le corps. Ces transporteurs sont des protéines, et plus précisément des lipoprotéines. On en distingue deux sortes :

- Les *low density lipoproteins* (LDL ou lipoprotéines de basse densité). De manière schématique, ces transporteurs déposent le cholestérol au niveau des cellules, d'où son surnom de « mauvais ».
- Les *high density lipoproteins* (HDL ou lipoprotéines de haute densité). De manière schématique toujours, ces transporteurs viennent reprendre le cholestérol en excès, d'où son surnom de « bon » cholestérol.

→

C'est donc bien le taux LDL en excès qui est néfaste pour la santé cardiovasculaire, car trop de cholestérol sera alors déposé.
Rappelons toutefois que le cholestérol est vital pour la santé et pour le bon fonctionnement de nos cellules. C'est notamment un composant majeur des membranes cellulaires, qui participe à la synthèse des acides biliaires et de certaines hormones (dont les hormones sexuelles)... Un taux de LDL suffisant est donc indispensable.

HYPERTRIGLYCÉRIDÉMIE

Les triglycérides sont, comme le cholestérol, des graisses spécifiques présentes dans le sang. C'est sous cette forme que l'organisme stocke les excédents de sucre, comme réserve d'énergie. Lorsque ce taux est très élevé (plus de 1,5 à 2 g par litre de sang), il marque un risque cardiovasculaire, car leur augmentation est souvent associée à celle du mauvais cholestérol (voir p. 97). En complément de mesures alimentaires, la consommation régulière de citron permet de régulariser ce taux.

En pratique

Adoptez le réflexe eau citronnée : chaque matin à jeun, buvez un grand verre d'eau tiède additionnée de jus de citron fraîchement pressé (voir les conseils p. 65).

IMMUNITÉ

Voir Défenses immunitaires (p. 84).

INFECTION URINAIRE

Voir Cystite (p. 83).

INSUFFISANCE VEINEUSE

Voir Circulation sanguine (p. 80), Jambes lourdes.

JAMBES LOURDES

En raison de sa richesse en flavonoïdes, le citron est un excellent allié des veines. Il fluidifie le sang et protège vaisseaux et capillaires. Il est particulièrement efficace en cas de jambes lourdes.

En pratique

- Préparez une huile de massage au citron (voir la recette ci-après) et massez-vous les jambes chaque soir, en remontant et en insistant sur les plantes des pieds, les chevilles, les mollets et les genoux. Évitez en revanche de masser les varices.
- En complément, adoptez le réflexe eau citronnée, recommandé pour renforcer vos vaisseaux sanguins et faciliter une bonne circulation sanguine : chaque matin à jeun, buvez un grand verre d'eau tiède additionnée de jus de citron fraîchement pressé (voir les conseils p. 65).

La recette

HUILE CITRONNÉE ANTI-JAMBES LOURDES

Ingrédients : 1 citron bio (impérativement !) ; 200 ml d'huile d'olive

> Lavez le citron (mode d'emploi p. 25) et zestez-le en n'hésitant pas à récupérer aussi un peu de sa peau blanche.
> Mettez le zeste dans une casserole avec l'huile d'olive. Faites chauffer à feu très doux, au bain-marie. Quand l'eau est chaude, coupez le feu et laissez refroidir.
> Une fois que l'huile est froide, filtrez-la et versez-la dans une bouteille. Conservez-la à l'abri de la chaleur et de la lumière.

MALADIES CARDIOVASCULAIRES

En raison de ses apports en flavonoïdes (de puissants antioxydants), le citron est conseillé dans la prévention de ces maladies. Ces derniers permettraient en effet d'améliorer la vasodilatation et l'élasticité des artères, de fluidifier le sang, de diminuer l'agrégation des plaquettes sanguines et de limiter l'oxydation du « mauvais » cholestérol (voir aussi p. 97). De plus, la vitamine C qu'il contient possède une action bénéfique sur le système cardiovasculaire : elle limite l'athérosclérose, améliore la vasodilatation, participe à l'élimination du cholestérol…

Par ailleurs, ses fibres solubles, en particulier sa pectine, permettent d'améliorer le ratio cholestérol LDL (le « mauvais »)/cholestérol HDL (le « bon »). À condition de consommer les petites peaux blanches et une partie de l'écorce, car c'est là qu'elles se trouvent !

En pratique

- Prenez l'habitude d'ajouter quelques gouttes de jus de citron dans tous vos plats !
- Adoptez le réflexe eau citronnée : chaque matin à jeun, buvez un grand verre d'eau tiède additionnée de jus de citron fraîchement pressé (voir les conseils p. 65).

MAL À LA GORGE

Le citron est un remède bien connu en cas de maux de gorge et d'angine. Ses propriétés anti-inflammatoires soulagent en effet la douleur et calment l'inflammation ; ses propriétés antiseptiques, quant à elles, sont parfaites pour désinfecter la gorge. Par ailleurs, sa vitamine C combat l'infection tout en renforçant le système immunitaire.

En pratique

- L'association citron + miel est gagnante. Le citron désinfecte, le miel apaise les irritations en plus d'être antibactérien. Pour profiter de leurs bienfaits conjugués, ajoutez simplement 1 c. à c. de miel à votre eau additionnée du jus de ½ citron. Prenez cette boisson 3 fois par jour, tiède ou froide selon ce qui vous soulage le mieux. Si vous optez pour la boisson tiède, ne la faites pas chauffer à plus de 40-45 °C : vous perdriez la précieuse vitamine C du citron, et les non moins précieuses propriétés du miel.
- Vous pouvez aussi diluer le jus d'un citron dans ½ verre d'eau tiède en y ajoutant 1 c. à c. de gros sel non raffiné. Utilisez cette solution pour des gargarismes 2 ou 3 fois par jour. À faire pendant 2 ou 3 jours au maximum, afin de ne pas abîmer l'émail de vos dents.
- Profitez aussi des bienfaits de l'huile essentielle de citron : dans ½ verre d'eau, mélangez 1 c. à c. de miel et 5 gouttes d'HE de citron. Faites des gargarismes 2 ou 3 fois par jour.

MAL À LA TÊTE

Les causes des maux de tête et des migraines peuvent être très variées. Mais dans l'immense majorité des cas, ils sont liés à un excès de toxines présentes dans l'organisme. Grâce à son action dépurative, le citron peut vraiment vous soulager…

En pratique

- Coupez de fines tranches de citron et appliquez-les sur le front et les tempes pendant quelques minutes.
- Essayez la tasse de café bien fort additionné d'une rondelle de citron que vous aurez pris soin d'écraser avec votre petite cuillère.
- Trempez vos mains et/ou vos pieds dans une bassine d'eau tiède additionnée de quelques citrons coupés en quartiers.
- Si vous êtes sujet aux maux de tête ou aux migraines à répétition, adoptez le réflexe eau citronnée : chaque matin à jeun, buvez un grand verre d'eau tiède additionnée du jus de ½ citron (voir les conseils p. 65).

MAL DES TRANSPORTS

Voir Nausées (p. 103).

MAUVAISE HALEINE

Voir Halitose (p. 94).

MIGRAINE

Voir Mal à la tête (p. 102).

NAUSÉES

Le citron a une véritable action antinauséeuse, en raison de sa richesse en limonène, lequel agit sur la motilité gastrique et donc sur la digestion. Que ce soit chez les enfants, chez les femmes enceintes, en cas d'infection intestinale, de mal des transports ou simplement après un repas un peu trop lourd, le citron est votre allié !

En pratique

- Versez le jus de ½ citron dans un verre d'eau et buvez. Vous pouvez prendre ce remède en traitement ou en prévention (après un repas un peu lourd ou bien lors d'un voyage pour éviter le mal des transports).
- Préparez une infusion de gingembre (1 morceau de gingembre frais râpé à laisser infuser 10 min dans de l'eau chaude) et ajoutez-y le jus de ½ citron. À prendre en traitement ou en prévention.
- Déposez 2 gouttes d'HE de citron sur un comprimé neutre ou sur un petit morceau de sucre, et laissez fondre dans la bouche. À prendre en traitement ou bien en prévention (avant un grand voyage en voiture par exemple). Vous pouvez aussi y associer l'HE de menthe poivrée (chez les adultes uniquement) : 1 goutte de chaque sur un comprimé neutre.
- L'huile essentielle de citron peut aussi être diffusée dans l'atmosphère. Une astuce pendant un voyage en voiture : il existe des diffuseurs d'huiles essentielles à brancher sur l'allume-cigare.

La recette

HUILE À RESPIRER ANTI-MAL DES TRANSPORTS

Ingrédients : 10 ml d'huile d'amande douce ; 2 gouttes d'HE de citron ; 1 goutte d'HE de menthe poivrée ; 1 goutte d'HE de basilic

> Dans un petit flacon muni d'un codigoutte, mélangez l'huile végétale et les huiles essentielles.

> Respirez le mélange en cas de nausées. Vous pouvez aussi appliquer 1 ou 2 gouttes sur le haut du buste.

RAPPEL !

L'huile essentielle de citron peut être utilisée en cas de nausées de grossesse, même au premier trimestre (1 à 2 gouttes sur un comprimé neutre). En revanche, par mesure de précaution, n'en donnez pas aux enfants de moins de 3 ans.

OTITE

Grâce à ses propriétés anti-inflammatoires et antiseptiques, le citron est un remède efficace pour soigner une otite.

En pratique

- Instillez dans l'oreille 2 à 3 gouttes de jus de citron fraîchement pressé. Renouvelez 2 ou 3 fois par jour.
- Vous pouvez aussi déposer 1 goutte d'HE de citron sur une petite mèche de coton, que vous introduirez dans l'oreille concernée. Laissez en place quelques heures.

PEAU (PROBLÈMES DE)

Le citron est un excellent purifiant cutané. Il agit en externe comme en interne pour nettoyer et désinfecter la peau. Par ailleurs, consommé sous forme de cure d'eau citronnée, il permet de purifier en profondeur les intestins, dont l'équilibre et le fonctionnement optimal sont, rappelons-le, les garants d'une bonne santé cutanée.

En pratique

- Vous pouvez utiliser le citron par voie externe, en l'appliquant directement sur la peau. Idéal pour soigner les petits boutons, l'acné (voir p. 69) ou encore l'eczéma (voir p. 89).
- En cure interne, prenez-le sous forme d'eau citronnée. Chaque matin à jeun, buvez un grand verre d'eau tiède additionnée de jus de citron fraîchement pressé (voir les conseils p. 65).

PERTE DE POIDS

Soyons clair tout de suite : non, le citron ne fait pas maigrir. Mais ses nombreux atouts en font un allié précieux dans le cadre d'une perte de poids.

- Grâce à son action dépurative, la cure matinale de citron permet d'éliminer les toxines accumulées et de relancer en douceur le métabolisme. Un préalable essentiel quand on souhaite maigrir.
- Les recherches en nutrition ont beaucoup évolué ces dernières années : ce ne sont pas les graisses qui font grossir, mais bien les glucides en excès et la consommation trop importante d'aliments à index glycémique élevé (relisez les explications sur la glycémie et l'insuline p. 40). En ralentissant le passage du sucre dans le sang et en abaissant l'IG d'un repas, les acides de citron agissent efficacement pour réduire les effets délétères d'une alimentation

trop glucidique (stockage des graisses, maladies cardiovasculaires, maladies inflammatoires...).

- L'action anti-fringales du citron peut être intéressante dans le cadre d'un régime alimentaire restrictif (voir p. 91).
- Le citron pourrait aussi être efficace contre l'obésité grâce à ses apports en vitamine C. Certaines études* ont en effet montré que les concentrations en vitamine C des obèses étaient plus faibles que les autres, d'où une accumulation de graisse abdominale. La vitamine C agirait en stimulant la dépense énergétique, en augmentant la satiété et en réduisant les concentrations de marqueurs inflammatoires (l'obésité est une forme d'inflammation). Mais de là à dire que le citron à lui seul est LA solution antiobésité...

En pratique

- Ajoutez un filet de jus de citron dans tous vos plats.
- Adoptez le réflexe eau citronnée, en complément d'une alimentation riche en fruits et légumes et pauvre en aliments à IG élevé : chaque matin à jeun, buvez un grand verre d'eau tiède additionnée de jus de citron fraîchement pressé (voir les conseils p. 65).

ET LE RÉGIME CITRON ?

En reboostant le système digestif, le citron aiderait à mieux éliminer les graisses et à y déloger les toxines accumulées, lesquelles participent à la prise de poids. C'est d'ailleurs sur cette idée que se base Theresa Cheung, auteur de *Mincir grâce au citron***. En réalité, elle ne propose dans ce livre rien de plus qu'un régime hypocalorique couplé à une consommation régulière de citron. Certes, la perte de

* L. Cahill, P. N. Corey et A. El-Sohemy, « Vitamin C Deficiency in a Population of Young Canadian Adults », *American Journal of Epidemiology*, 2009.
** Aux éditions Leduc.s, 2017.

poids sera au rendez-vous, mais elle sera davantage liée à la restriction calorique qu'à la cure de citron... Et logiquement, l'effet yoyo sera lui aussi au rendez-vous lors du retour à une alimentation normale ! Mieux vaut se tourner vers un rééquilibrage alimentaire durable basé sur une réduction des aliments à IG élevé, associé à la consommation de citron (voir ci-dessus).

PIQÛRE DE MOUSTIQUE

En raison de son action anti-inflammatoire et adoucissante, le citron calme les démangeaisons liées aux piqûres de moustique.

En pratique

Frottez la zone piquée avec une rondelle de citron.

RÉGIME

Voir Perte de poids (p. 105).

RÉTENTION D'EAU

Profitez de l'effet dépuratif de l'eau citronnée pour éliminer les excès de liquide qui stagnent dans votre organisme. Le citron est aussi un excellent moyen pour lutter contre la cellulite qui y est associée, car sa vitamine C entretient les fibres de collagène, si précieuses pour le maintien d'une peau ferme et lisse.

En pratique

Adoptez le réflexe eau citronnée : chaque matin à jeun, buvez un grand verre d'eau tiède additionnée de jus de citron fraîchement pressé (voir les conseils p. 65). Et limitez au maximum votre consommation de sel, car l'excès de sel est l'une des causes majeures de la rétention d'eau.

RHUMATISMES

Ce que l'on appelle couramment « rhumatismes » regroupe en réalité toutes sortes de douleurs articulaires. Dans la plupart des cas, celles-ci sont liées à une accumulation de toxines et d'acide urique dans les articulations. Pour les déloger, rien de tel qu'une cure de citron !

En pratique

- Adoptez le réflexe eau citronnée : chaque matin à jeun, buvez un grand verre d'eau tiède additionnée de jus de citron fraîchement pressé (voir les conseils p. 65).
- En cas de douleur ciblée et intense, appliquez une compresse chaude imbibée de jus de citron, pendant au moins 30 min.
- Vous pouvez aussi masser les zones douloureuses avec quelques gouttes d'huile citronnée (voir la recette p. 85).

RHUME

Antiseptique, anti-inflammatoire, fluidifiant du mucus, l'action du citron est complète pour soulager le rhume. Il est incontournable en cas de refroidissement !

En pratique

- L'association citron + miel est gagnante. Le citron désinfecte, le miel apaise les irritations en plus d'être antibactérien. Pour profiter de leurs bienfaits conjugués, ajoutez simplement 1 c. à c. de miel à votre eau additionnée du jus de ½ citron (voir les conseils p. 65).
- Préparez une tisane citron-gingembre, redoutablement efficace pour combattre les bactéries et les virus, et dégager les voies respiratoires (voir la recette ci-après).
- Si vous avez le nez qui coule, instillez dans les narines quelques gouttes de jus de citron diluées dans un peu d'eau. Renouvelez jusqu'à disparition du rhume. Vous pouvez, au fur et à mesure, diluer de moins en moins le jus de citron, jusqu'à l'utiliser pur. Si ça pique, c'est normal !
- Une autre astuce : instillez 1 goutte d'HE de citron dans chaque narine.
- Déposez 2 à 3 gouttes d'HE de citron sur un comprimé neutre et avalez. À prendre 2 fois par jour.

L'astuce en +

Remplacez le comprimé neutre par un comprimé de propolis (dans les magasins bio ou les parapharmacies). Cette résine naturelle, utilisée par les abeilles comme bouclier pour protéger leur ruche, notamment des microbes et des champignons, est particulièrement riche en flavonoïdes. Ses propriétés antiseptiques, antibactériennes et antioxydantes sont idéales pour aider l'organisme à lutter contre le rhume.

La recette

TISANE CITRON-GINGEMBRE

Ingrédients : ½ citron ; 1 petit morceau de gingembre (4 cm environ) ; 1 c. à c. de miel (facultatif) ; 400 ml d'eau

> Épluchez le morceau de gingembre et coupez-le en rondelles.

> Versez l'eau dans une petite casserole. Ajoutez les rondelles de gingembre et portez à ébullition pendant 5 min. Laissez refroidir jusqu'à 40 °C environ.

> Enlevez les rondelles de gingembre et ajoutez le jus du ½ citron. Sucrez avec le miel si vous le souhaitez. Buvez sans attendre, par petites gorgées.

RHUME DES FOINS

Voir Allergie respiratoire (p. 72).

SAIGNEMENT DE NEZ

Le citron a une action antihémorragique et cicatrisante : parfait pour soigner un petit saignement de nez ! Mais on peut aussi l'utiliser par voie interne, sur une durée plus longue, car les flavonoïdes qu'il contient protègent et renforcent les capillaires.

En pratique

- Roulez une petite mèche de coton et imbibez-la de jus de citron. Insérez celle-ci dans la narine et laissez-la en place quelques heures. Le citron stoppe le saignement et favorise la cicatrisation.

- Si vous êtes sujet aux saignements de nez, adoptez le réflexe eau citronnée : chaque matin à jeun, buvez un grand verre d'eau tiède additionnée de jus de citron fraîchement pressé (voir les conseils p. 65).

TOUX

Grâce à son action antiseptique, le citron combat les germes à l'origine de la toux. L'eau citronnée, quant à elle, aide à dissoudre et à évacuer le mucus, en cas de toux grasse (action expectorante). Son action est aussi anti-inflammatoire.

En pratique

- 3 fois par jour, prenez 1 c. à c. de miel additionné de 1 goutte d'HE de citron.
- Vous pouvez aussi mélanger le jus de ½ citron dans ½ verre d'eau tiède avec 1 c. à c. de miel. À prendre 3 fois par jour.
- Si vous avez tendance à tousser souvent, avec des remontées de mucus, adoptez le réflexe eau citronnée : chaque matin à jeun, buvez un grand verre d'eau tiède additionnée de jus de citron fraîchement pressé (voir les conseils p. 65).

TRIGLYCÉRIDES

Voir Hypertriglycéridémie (p. 98).

TURISTA

La turista est une diarrhée qui touche les voyageurs séjournant dans des pays exotiques. Elle est toujours d'origine infectieuse, bactérienne le plus souvent. Elle est provoquée par la consommation d'aliments contaminés et survient généralement dans les trois premiers jours du voyage.

En pratique

Pour purifier les intestins et éviter la déshydratation liée à la diarrhée, buvez de l'eau pétillante bien citronnée (voir la recette ci-après).

La recette

LIMONADE ANTI-TURISTA

Ingrédients : 1 grand verre d'eau pétillante (en bouteille) ; 2 citrons ; 1 pincée de sel fin ; 1 pincée de sucre

> Pressez les citrons. Versez leur jus dans l'eau pétillante. Ajoutez le sel et le sucre.

L'astuce en +

Pour prévenir toute infection, prenez l'habitude d'ajouter quelques gouttes de jus de citron dans tous vos plats. C'est aussi valable pour l'eau. Et n'oubliez pas cette règle essentielle : *boil it, peel it or forget it* (faire bouillir, éplucher ou oublier). En clair, ne consommez que des aliments cuits et pelés (les fruits notamment), sinon oubliez ! L'eau, quant à elle, doit impérativement vous être présentée en bouteille.

VERRUE

Grâce à ses propriétés antiseptiques, le citron est un remède de choix en cas de verrue.

En pratique

- Badigeonnez chaque soir la verrue avec quelques gouttes de solution anti-verrues (voir la recette ci-dessous).
- Vous pouvez aussi appliquer chaque soir sur la verrue 1 goutte d'HE de citron. Faites cela pendant 3 à 4 semaines.

La recette

SOLUTION ANTI-VERRUES

Ingrédients : 2 citrons bio ;125 ml de vinaigre blanc ou de vinaigre de cidre

> Lavez et zestez les citrons. Mettez les zestes à macérer pendant 3 jours dans le vinaigre de cidre.

> Badigeonnez la verrue 2 fois par jour avec cette solution.

L'astuce en +

Déposez un petit morceau de zeste macéré dans le vinaigre et égoutté sur la verrue. Maintenez le tout à l'aide d'un pansement et laissez en place au moins 24 heures. Renouvelez si nécessaire.

VOMISSEMENTS

Rafraîchissant, le citron a le pouvoir de dissiper les nausées et les vomissements associés.

En pratique

- Pour stopper les vomissements et soulager la nausée, découpez une fine rondelle de citron bio et sucez-la jusqu'à ce qu'elle n'ait plus de goût.
- Vous pouvez aussi déposer 1 goutte d'HE de citron sous la langue ou respirer son parfum à même le flacon.

PARTIE 3

LE CITRON, MON PARTENAIRE BEAUTÉ ET BIEN-ÊTRE

En raison de ses vertus purifiantes, assainissantes, cicatrisantes, adoucissantes ou encore éclaircissantes, le citron est un véritable allié pour se faire belle (ou beau !) de la tête aux pieds. Petit tour d'horizon de ses nombreuses utilisations dans votre salle de bains.

BAIN

Le jus et l'huile essentielle de citron peuvent être utilisés dans le bain pour délasser, revigorer, détoxifier…

En pratique

- Vous pouvez verser dans votre bain le jus d'un citron ou bien y ajouter une écorce.
- Pensez aussi à l'HE de citron, à toujours diluer dans une base neutre ou un savon liquide. Un soin à faire uniquement le soir (rappelons que cette huile essentielle est photosensibilisante et qu'il ne faut pas s'exposer au soleil après application sur la peau sous peine de taches).

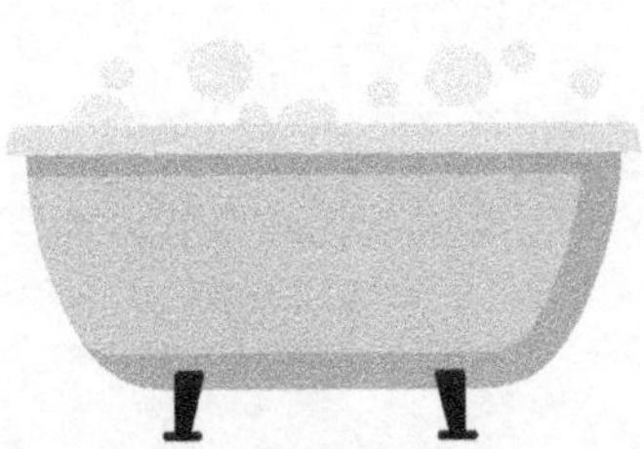

La recette

BAIN DÉLASSANT AU CITRON

Ingrédients : 2 c. à s. de base neutre liquide ; 2 c. à s. de lait en poudre ; 1 citron bio ou non traité ; 2 gouttes d'HE de citron

> Rincez le citron. Pressez-le et coupez son écorce en gros morceaux.
> Dans un récipient, mélangez la base neutre avec le jus de citron, l'HE de citron et le lait en poudre. Versez dans l'eau du bain, ajoutez les morceaux d'écorce et plongez-vous dans votre bain 15 min environ.

La recette

BAIN DÉTOX AU CITRON

Ingrédients : 3 citrons bio ou non traités ; 2 gouttes d'HE de citron ; 1 c. à s. d'huile d'amande douce ; 100 g de sel fin non raffiné

> Rincez les citrons et coupez-les en quartiers. Mélangez l'huile d'amande douce et l'HE de citron.
> Jetez les citrons dans l'eau du bain. Ajoutez le mélange huile d'amande + HE de citron, ainsi que le sel. Plongez-vous dans votre bain 15 min environ.

La recette

SELS DE BAIN THÉ VERT-CITRON

Ingrédients : 200 g de sel d'Epsom ; 100 g de bicarbonate de soude ; 3 c. à s. de thé vert bio en vrac ; 1 citron bio ou non traité ; 10 gouttes d'HE de citron

> Rincez le citron et prélevez de grosses lamelles de zeste. Faites-les sécher 1 journée au soleil ou 1 heure au four à 100 °C.

> Dans un saladier, mélangez le sel d'Epsom, le bicarbonate de soude, le thé vert et l'HE de citron. Ajoutez les zestes de citron séchés et versez dans un grand bocal avec couvercle. Utilisez une grosse poignée de sels dans votre bain.

ET SI VOUS TESTIEZ LE BAIN AU YUZU ?

Au Japon, la tradition est de prendre un bain au yuzu, ce petit citron star de la cuisine japonaise (voir aussi p. 27), le jour du solstice d'hiver, le 22 décembre. Cela permettrait de prévenir les rhumes pendant toute une année !

Vous pouvez vous en inspirer pour profiter vous aussi des bienfaits du bain au yuzu. À condition bien sûr de trouver des yuzus frais et issus de l'agriculture biologique ! Ce qui ne sera pas chose facile. À défaut, tournez-vous vers l'HE de yuzu (rare et chère malgré tout), à diluer dans un peu d'huile végétale, ou bien vers les sels de bain parfumés au yuzu, que l'on trouve dans certaines boutiques.

BOUTON

Voir Acné (p. 69).

CALLOSITÉS

Les callosités se forment sur la plante des pieds, sous l'effet des frottements répétés. La peau devient dure et jaunâtre, et s'échauffe rapidement, des sensations douloureuses de brûlure pouvant apparaître lors de la marche. Pour prévenir et traiter ces callosités, aussi appelées « corne », le citron est un bon remède car il va ramollir la peau.

En pratique

- Chaque soir, frottez les zones d'impact avec la chair d'un citron coupé en deux.
- Essayez aussi le bain de pieds citronné (voir la recette ci-après).

La recette

BAIN DE PIEDS ANTI-CALLOSITÉS

Ingrédients : 1 citron ; 2 gouttes d'HE de citron ; 2 c. à s. d'huile d'olive ; 4 c. à s. de bicarbonate de soude ; 1 c. à c. de sel fin

> Coupez le citron en deux et pressez-en une moitié. Mélangez l'HE de citron et l'huile d'olive.

> Versez tous les ingrédients dans une grande bassine remplie d'eau chaude et plongez-y vos pieds pendant 10 à 15 min.

> Après le bain de pieds, égouttez vos pieds et frottez-les avec le ½ citron restant saupoudré de sel fin. Rincez à l'eau tiède et séchez en tapotant vos pieds avec une serviette propre.

CELLULITE

Le citron est un excellent remède anti-rétention d'eau (voir aussi p. 107). Vous pouvez profiter de ses bienfaits en interne, sous forme d'eau citronnée, ou en externe, sous forme d'huile de massage.

En pratique

- Adoptez le réflexe eau citronnée pour lutter contre la rétention d'eau, facteur aggravant de la cellulite : chaque matin à jeun, buvez un grand verre d'eau tiède additionnée du jus d'un citron pressé (voir les conseils p. 65).
- Pour prévenir la formation de la cellulite, rien de tel que les massages. Faites-vous plaisir avec cette huile détox (voir la recette ci-après).

La recette

HUILE DE MASSAGE ANTICELLULITE

Ingrédients : 100 ml d'huile végétale ; 50 gouttes d'HE de citron ; 30 gouttes d'HE de pamplemousse ; 30 gouttes d'HE de romarin

> Dans un flacon, mélangez l'huile végétale et les huiles essentielles. Massez énergiquement les zones concernées avec quelques gouttes de ce mélange, le soir avant le coucher, en faisant des mouvements de palper-rouler (pincez la peau entre les doigts puis faites-la rouler).

L'astuce en +

Pour l'huile végétale, optez pour l'huile de macadamia : très fluide, elle ne laisse pas de film gras sur la peau. De plus, elle est idéale pour les troubles circulatoires et lymphatiques, et possède des vertus adoucissantes et hydratantes. À défaut, tournez-vous vers l'huile d'avocat.

CERNES

Décongestionnant, le citron est votre allié pour défatiguer le regard et dégonfler les vilaines poches qui s'incrustent sous vos yeux le matin au réveil…

En pratique

Imbibez 2 disques de coton de jus de citron frais et appliquez-les sur les paupières fermées pendant une dizaine de minutes. Veillez à ce que le jus de citron ne coule pas dans vos yeux.

L'astuce en +

Pour une efficacité optimale, utilisez du jus de citron bien frais (mettez-le quelques minutes au réfrigérateur).

CHEVEUX BLONDS

Le citron a une action éclaircissante bien connue, à essayer pour apporter de jolis reflets blonds à vos cheveux. Attention cependant à ne pas le faire sur des cheveux secs ou fragiles, car cela peut être un peu agressif. À ne pas tester non plus sur des cheveux bruns ou roux, car le résultat ne sera pas très joli.

En pratique

Pressez 2 citrons, filtrez leur jus et appliquez-le sur toute la chevelure. Laissez sécher naturellement. Vous exposer au soleil après l'application renforcera l'action éclaircissante.

CHEVEUX GRAS

En raison de ses acides, le citron permet d'assainir les cheveux gras. Un soin naturel à tester !

En pratique

- En soin quotidien, ajoutez 1 ou 2 gouttes d'HE de citron dans votre dose de shampooing habituel. Attention aux yeux : ça pique !
- 1 fois par semaine, offrez-leur un masque purifiant à l'œuf et au citron (voir la recette ci-après).

La recette

MASQUE PURIFIANT POUR CHEVEUX GRAS

Ingrédients : 2 jaunes d'œufs ; ½ citron

> Pressez le ½ citron. Ajoutez les jaunes d'œufs à la fourchette jusqu'à ce que le mélange soit homogène.

> Appliquez la préparation sur les cheveux humidifiés, enroulez-les dans une serviette éponge et laissez poser 1 heure environ.

> Rincez votre chevelure à l'eau tiède ou froide (pas d'eau chaude, sous peine de faire une omelette !). Procédez ensuite au shampooing.

- Autre recette de masque anti-cheveux gras : mélangez un yaourt nature et quelques gouttes d'HE de citron. Appliquez sur la chevelure pendant une dizaine de minutes avant de procéder au shampooing.
- Vous pouvez aussi utiliser cette huile avant-shampooing aux huiles essentielles (voir l'encadré ci-après).

La recette

HUILE AVANT-SHAMPOOING ANTI-CHEVEUX GRAS

Ingrédients : 100 ml d'huile végétale ; 20 gouttes d'HE de citron ; 20 gouttes d'HE de pamplemousse ; 20 gouttes d'HE de romarin

> Mélangez l'huile végétale et les huiles essentielles.
> Appliquez quelques gouttes de cette préparation sur les cheveux et le cuir chevelu en massant légèrement. Laissez poser 30 min environ sous une serviette chaude, avant de procéder au shampooing.

L'astuce en +

Pour l'huile végétale, vous pouvez opter pour l'huile de noisette, idéale pour réguler la production de sébum et hydrater le cuir chevelu, sans alourdir les cheveux. Ou bien vous tourner vers l'huile de jojoba, alliée des cheveux gras et des peaux grasses.

CHEVEUX SECS, DÉVITALISÉS

Combiné à d'autres ingrédients nourrissants, le citron permet de retrouver un cheveu plus fort et plus soyeux.

En pratique
Une fois par semaine, offrez-leur un masque ultra-nourrissant à base de citron, d'œuf, de miel et d'huile d'olive (voir la recette ci-après).

La recette

MASQUE ULTRA-NOURRISSANT

Ingrédients : ½ citron ; 1 jaune d'œuf ; 1 c. à c. de miel ; 4 c. à s. d'huile d'olive

> Pressez le citron. Mélangez tous les ingrédients, jusqu'à obtenir une consistance homogène.
> Appliquez le masque sur la chevelure, couvrez-la avec une serviette et laissez poser 30 min à 1 heure. Rincez abondamment à l'eau tiède.

CHEVEUX TERNES

En raison de son action purifiante, le citron nettoie en profondeur et ravive l'éclat naturel des cheveux.

En pratique
- Après votre shampooing habituel, utilisez de l'eau citronnée fraîche en dernière eau de rinçage. Pour cela, mélangez le jus de 2 citrons avec 1 litre d'eau froide environ. Le citron permet d'éliminer les derniers résidus (par exemple les restes de shampooing)

mais aussi le calcaire, et l'eau froide de refermer les écailles, pour des cheveux brillants, légers et sains.

- Essayez aussi le mélange jus de citron + vinaigre blanc : mélangez 1 c. à s. de chaque dans ½ verre d'eau froide. Appliquez sur les cheveux en dernière eau de rinçage.

CORNE

Voir Callosités (p. 120).

COUPEROSE

La couperose est une affection cutanée caractérisée par des rougeurs localisées sur les joues, le front, le nez et le menton. Elle serait liée à une fragilité des vaisseaux capillaires. En raison de sa teneur en antioxydants, le citron exerce une action protectrice et renforçatrice sur ces petits vaisseaux, tout en fluidifiant le sang.

En pratique

Mélangez 2 c. à s. d'huile végétale (amande douce par exemple) avec 40 gouttes d'HE de citron. Appliquez quelques gouttes de cette préparation sur les zones touchées, le soir avant le coucher, en massant légèrement. Ne faites pas ce soin en journée, surtout s'il y a du soleil, car l'HE de citron est photosensibilisante.

DENTS

Le citron exerce une action blanchissante bien connue sur les dents. Mais attention à ne pas en abuser, car il peut aussi fragiliser l'émail dentaire en cas d'utilisations répétées.

En pratique

Pour afficher de jolies dents blanches, frottez-les avec la chair d'un citron coupé en deux. C'est idéal pour éliminer les dépôts en surface, ainsi que la plaque dentaire. Mais attention : pas plus de 1 fois par semaine, sous peine d'abîmer l'émail.

L'astuce en +

Profitez-en pour masser doucement vos gencives avec un peu de jus de citron. Cela permettra de les fortifier.

- Pour optimiser l'effet blancheur, associez bicarbonate (une pincée) et jus de citron (quelques gouttes), à déposer sur votre brosse à dents. À faire 1 fois tous les 10 jours au maximum pour ne pas fragiliser l'émail.
- Essayez aussi cette préparation aux huiles essentielles, qui va blanchir les dents, tout en purifiant durablement la bouche (voir la recette ci-après). Elle est composée d'HE de citron, pour la blancheur, d'HE de menthe des champs rafraîchissante et anesthésiante et d'HE d'arbre à thé antibactérienne.

La recette

COMPLEXE BLANCHEUR ET FRAÎCHEUR POUR LES DENTS

Ingrédients : 10 gouttes d'HE de citron ; 30 gouttes d'HE de menthe des champs ; 40 gouttes d'HE d'arbre à thé

> Mélangez les 3 huiles dans un petit flacon.

> Chaque matin, déposez 2 gouttes de cette préparation sur votre dentifrice, puis lavez-vous les dents. À suivre par cures de 2 semaines.

DISSOLVANT (POUR VERNIS À ONGLES)

Plus de dissolvant pour retirer votre vernis à ongles ? Utilisez à la place un peu de jus de citron ! Ce sera moins rapide (et vous devrez frotter un peu plus fort), mais cela aura au moins l'avantage d'être totalement naturel.

En pratique

Imbibez un coton de jus de citron et frottez vos ongles.

FOND DE TEINT

Votre fond de teint a une fâcheuse tendance à se faire la malle en cours de journée ? Testez cette astuce qui devrait le faire tenir plus longtemps…

En pratique

Sur une peau propre et sèche, passez une rondelle de citron ou un coton imbibé de jus de citron en insistant sur la zone T (front, nez, menton), qui a davantage tendance à briller. Puis appliquez votre fond de teint en couche uniforme.

L'astuce en +

Pour fixer votre fond de teint, finissez en passant rapidement un glaçon sur tout votre visage.

ONGLES

En raison de sa richesse en antioxydants et en acides, le citron a des propriétés nourrissantes et blanchissantes idéales pour le soin des ongles fragiles, ternes ou jaunis. À tester sans hésitation.

En pratique

Si vous avez les ongles fragiles, dédoublés, offrez-leur de temps en temps un petit bain nourrissant à base d'huile d'olive et de citron (voir la recette ci-après).

La recette

BAIN SPÉCIAL ONGLES FORTS

Ingrédients : 10 ml d'huile végétale (olive, germe de blé…) ; 20 gouttes d'HE de citron

> Mélangez l'huile végétale et l'HE dans un petit bol.
> Faites tremper vos ongles 10 min, puis massez-les délicatement et rincez à l'eau tiède. À faire tous les 2 jours pendant une dizaine de jours.

- Vous rêvez d'afficher des ongles bien blancs et bien nets ? Offrez-leur un petit bain de jus de citron, ou bien frottez-les avec un petit morceau de coton imbibé de jus de citron. Vous les rendrez aussi plus forts ! Si vous fumez, c'est aussi une bonne solution pour enlever ces vilaines taches jaunes sur vos ongles et le bout de vos doigts.

ONGLES (VERNIS À)

Voir Dissolvant (p. 128).

PEAU GRASSE

Le citron est idéal pour éliminer l'excès de sébum, assainir la peau et retrouver une peau fraîche et nette.

En pratique
1 fois par semaine, faites un gommage au citron (voir la recette ci-après).

La recette

GOMMAGE AU CITRON

Ingrédients : 2 c. à s. de jus de citron ; 1 c. à s. de sucre en poudre ; 2 c. à s. d'huile d'olive

> Dans un bol, mélangez le jus de citron, le sucre en poudre et l'huile d'olive.
> Appliquez sur le visage en massant légèrement et en évitant le contour des yeux. Laissez agir quelques minutes puis rincez à l'eau fraîche.

- Essayez aussi ce masque au citron et à l'argile verte (voir la recette ci-après).

La recette

MASQUE ARGILE-CITRON SPÉCIAL PEAUX GRASSES

Ingrédients : 2 c. à s. d'argile verte ; le jus de ½ citron ; 2 gouttes d'HE d'arbre à thé

> Dans un bol, mélangez l'argile, le jus de citron et l'HE. Ajoutez un peu d'eau de source pour obtenir une pâte épaisse.
> Appliquez cette pâte sur le visage, en couche épaisse, en évitant le contour des yeux. Laissez poser 10 min environ puis rincez à l'eau tiède.

- En complément, adoptez le réflexe eau citronnée, afin de détoxifier votre peau de l'intérieur. Chaque matin à jeun, buvez un grand verre d'eau tiède additionnée du jus de ½ citron (voir les conseils p. 65).

PEAU RUGUEUSE

Grâce à sa richesse en acides, le citron exfolie la peau en douceur. Il aide à éliminer les peaux mortes et à retrouver un épiderme tout doux. À utiliser sans hésiter si la peau de vos coudes, talons ou genoux est sèche et rugueuse.

En pratique
Prenez l'habitude de frotter les zones concernées avec un citron coupé en deux, après votre douche. Votre peau sera progressivement plus douce.

PEAU SÈCHE

Même une peau sèche s'exfolie régulièrement, avec des ingrédients qui ne sont pas trop agressifs toutefois… C'est le cas du citron, parfait une fois associé au miel et à l'avocat.

En pratique
Une fois par semaine, offrez à votre peau ce masque qui exfolie en douceur… Voir la recette ci-après.

La recette

MASQUE AVOCAT-CITRON SPÉCIAL PEAUX SÈCHES

Ingrédients : ½ avocat bien mûr ; ½ citron ; 1 c. à s. de miel liquide

> Ouvrez l'avocat, ôtez son noyau et récupérez sa chair. Pressez le citron.
> Écrasez la chair de l'avocat à la fourchette, en y incorporant le jus de citron et le miel. Appliquez sur la peau en évitant le contour des yeux. Laissez poser 30 min environ.
> Rincez à l'eau tiède et séchez la peau en la tamponnant délicatement avec une serviette éponge.

POINTS NOIRS

Exfoliant et purifiant, le citron est idéal pour déloger les points noirs…

En pratique
Utilisez 2 fois par semaine cette huile spéciale peaux nettes (voir la recette ci-après).

La recette

HUILE DÉSINCRUSTANTE ANTI-POINTS NOIRS

Ingrédients : 10 ml d'huile végétale de noisette ; 5 gouttes d'HE de citron ; 5 gouttes d'HE de lavande vraie

> Dans un flacon, mélangez tous les ingrédients.
> Appliquez 1 ou 2 gouttes en légers massages sur les zones concernées, en particulier sur la zone T (front, nez, menton).

RIDES

Grâce à sa teneur en vitamine C antioxydante, le citron prévient la formation des rides et, plus généralement, réduit les effets du vieillissement. Par ailleurs, la vitamine C stimule la production de collagène. Vous pouvez l'utiliser en interne (plus efficace) ou en externe.

En pratique

- Adoptez le réflexe eau citronnée : tous les matins à jeun, buvez un grand verre d'eau additionnée de jus de citron fraîchement pressé (voir les conseils p. 65).
- Prenez l'habitude de passer un coton imbibé de jus de citron sur une peau propre, après le démaquillage, le soir de préférence. C'est également excellent pour prévenir l'apparition des taches brunes. Attention toutefois, toutes les peaux ne supportent pas l'application de citron.

TACHES BRUNES

L'action éclaircissante du citron est bien connue. Utilisez-la pour gommer en douceur les taches cutanées, sur vos mains par exemple.

En pratique

Frottez doucement votre peau avec une rondelle de citron ou un disque de coton imbibé de jus de citron. À faire tous les soirs pendant au moins 3 semaines pour obtenir des résultats visibles. Si le citron irrite votre peau, arrêtez le soin.

TACHES DE ROUSSEUR

L'action éclaircissante du citron fonctionne aussi sur les taches de rousseur que vous souhaitez atténuer…

En pratique

Imbibez un disque de coton de jus de citron (éventuellement additionné d'un peu de sel) et passez-le sur la peau, en évitant le contour des yeux. À faire tous les jours, le soir de préférence. Au bout de 3 à 4 semaines, les taches se seront estompées.

L'astuce en +

Si votre peau est irritée, fragile, faites cette opération un jour sur deux uniquement.

TEINT TERNE

Grâce à son action purifiante et antioxydante, le citron nettoie la peau en profondeur et ravive son éclat, tout en luttant contre les signes de l'âge.

En pratique

- Adoptez le réflexe eau citronnée : chaque matin à jeun, buvez un grand verre d'eau tiède additionnée de jus de citron fraîchement pressé (voir les conseils p. 65). Cela permettra aussi de purifier votre foie et de relancer ses fonctions d'élimination. Vous retrouverez un teint plus lumineux !
- Ajoutez 10 gouttes d'HE de citron + 10 gouttes d'HE de géranium bourbon dans votre pot de crème de nuit (50 ml). Appliquez le soir au coucher, en évitant le contour des yeux. Une préparation à faire uniquement dans votre crème de nuit, et non de jour (rappelons que l'HE de citron est photosensibilisante, ne pas s'exposer au soleil après application).

TRANSPIRATION

En cas de transpiration excessive, sachez que le jus de citron aide à réduire la sudation (mais ne l'empêche pas), mais surtout bloque l'apparition de mauvaises odeurs (action antibactérienne).

En pratique

Pour profiter de ses bienfaits, frottez simplement la chair d'un citron sur vos aisselles. À ne pas faire sur une peau tout juste épilée ! Cela fonctionne aussi très bien pour les pieds.

VERGETURES

Les vergetures, ces marques disgracieuses que toutes les femmes ou presque connaissent, sont liées à des microdéchirures du derme profond, sous l'effet de la prise de poids, d'une grossesse, des variations hormonales… Le citron peut aider à les prévenir, voire à les atténuer, en raison de sa richesse en vitamine C, dont l'un des rôles est de stimuler le collagène, indispensable à la souplesse de la peau.

En pratique

Nourrissez et assouplissez la peau avec une huile enrichie à l'HE de citron (voir la recette ci-après). Évitez cependant de faire ce soin au 1er trimestre de grossesse.

La recette

HUILE ANTI-VERGETURES

Ingrédients : 10 ml d'huile végétale d'avocat ; 10 ml d'huile d'argan ; 15 gouttes d'HE de citron

> Mélangez les huiles végétales et l'HE dans un flacon.
> Massez-vous énergiquement la peau avec quelques gouttes de cette huile en faisant des mouvements de palper-rouler, de préférence le soir avant le coucher.

PARTIE 4

DANS LA MAISON, LE CITRON A TOUT BON !

Dans la maison, le citron est parfait pour nettoyer les surfaces, éliminer le calcaire, désinfecter l'air ambiant, rendre le linge plus blanc que blanc… Bref, il peut remplacer haut la main de nombreux produits ménagers du commerce qui, en plus d'être parfois agressifs, polluent la planète et vident votre porte-monnaie.

ACIER

Grâce à sa teneur en antioxydants, le citron a une action antirouille.

En pratique

Pour nettoyer vos objets en acier, faites-les tremper dans une bassine avec ½ litre d'eau et 100 ml de jus de citron. Laissez tremper une quinzaine de minutes puis rincez-les rapidement et essuyez-les avec un chiffon doux.

L'astuce en +

Pour faire briller vos objets en acier, frottez-les ensuite légèrement avec de la laine d'acier.

ALUMINIUM

Le citron est le meilleur allié de l'alu. Il dégraisse et fait briller !

En pratique

Nettoyez vos objets en aluminium avec une éponge humide imbibée de jus de citron. Rincez puis séchez avec un chiffon sec.

ARGENTERIE

L'argenterie, c'est chic ! Mais beaucoup moins quand elle s'oxyde. Pour la nettoyer sans y passer des heures, misez sur le citron.

En pratique

Versez dans une bassine ½ litre d'eau et le jus d'un citron. Laissez tremper vos objets en argent (couverts, bijoux, bibelots…) pendant 10 min environ. Ensuite, frottez-les avec une éponge ou une brosse à dents imbibée de jus de citron. Rincez à l'eau claire et séchez à l'aide d'un chiffon propre.

L'astuce en +

Pour faire briller vos objets en argent, frottez-les doucement avec une peau de chamois après le bain citronné et le rinçage.

BIJOUX (EN ARGENT)

Voir Argenterie.

CALCAIRE

En raison de son acidité, le citron est idéal pour désincruster le calcaire.

En pratique
Arrosez les surfaces concernées de jus de citron. Laissez poser 15 min au moins, frottez puis rincez à l'eau chaude, voire bouillante.

CARRELAGE

Le citron détartre, dégraisse, assainit, nettoie en profondeur, tout en éliminant les bactéries et les champignons. Parfait pour l'entretien des carrelages au sol ou sur les murs, dans la cuisine ou la salle de bains.

En pratique
Dans un flacon spray, mélangez à parts égales de l'eau et du jus de citron. Vaporisez les surfaces à nettoyer, laissez agir quelques minutes puis frottez à l'aide d'une éponge récurante. Rincez.

CHAUSSETTES BLANCHES

Le citron est un excellent blanchissant. À utiliser sans hésiter pour le linge en coton blanc, comme des chaussettes qui auraient tourné au gris…

En pratique
Pour leur redonner leur blancheur, faites-les bouillir 2 min dans une casserole d'eau additionnée de quelques rondelles de citron. Rincez-les à l'eau fraîche et laissez-les sécher.

CIRAGE

Votre cirage a séché dans son pot ? Dégainez le citron !

En pratique

Ajoutez quelques gouttes de jus de citron. Cela devrait lui redonner vie !

COL DE CHEMISE

Au fil du temps, les cols et les poignets de chemise grisaillent… Pour leur redonner une nouvelle jeunesse, le citron fera des miracles !

En pratique

Frottez les cols et les poignets de chemise avec un mélange, à parts égales, d'ammoniaque, de produit vaisselle et de jus de citron (quelques gouttes de chaque). Rincez à l'eau claire avant de mettre en machine.

COUSSINS

Voir Linge de maison (p. 149).

CUIR

Avec le temps, le cuir vieillit, se ride et ternit. Le citron lui permet de retrouver une nouvelle jeunesse.

En pratique

- Pour donner un petit coup de neuf à vos sacs, ceintures, vestes, canapés ou autres objets en cuir, frottez-les avec un chiffon humide imprégné de quelques gouttes d'ammoniaque. Passez ensuite un chiffon doux imprégné de jus de citron.
- Vous pouvez aussi monter un blanc d'œuf en neige, puis y ajouter le jus de ½ citron. Utilisez cette « crème » en légers massages sur le cuir.

L'astuce en +

Complétez cette opération en passant du lait démaquillant ou du lait pour bébé sur le cuir à l'aide d'un coton. Votre cuir sera alors nourri et protégé.

CUISINIÈRE

Le citron est votre meilleur allié au quotidien, pour nettoyer et dégraisser les surfaces, même les plus sales.

En pratique

Pour enlever toutes les taches de graisse incrustées, utilisez une pâte nettoyante maison à base de citron et de bicarbonate (voir le mode d'emploi à Four). Votre cuisinière sera comme neuve !

CUIVRE

Pour nettoyer vos objets en cuivre, ne cherchez plus le produit miracle, vous l'avez déjà trouvé !

En pratique

- Pour donner une nouvelle jeunesse à vos casseroles et autres objets en cuivre, mélangez le jus de ½ citron avec 1 c. à s. de bicarbonate de soude. Imbibez un chiffon propre de ce mélange et frottez doucement les surfaces en cuivre. Séchez à l'aide d'un chiffon propre.
- Vous pouvez couper un citron en deux, saupoudrer l'une des moitiés de sel fin et frotter doucement les endroits ternis. Rincez avec un chiffon humide, puis séchez avec un autre torchon doux, propre et sec.

DÉSINFECTANT

En plus de son action désincrustante, le citron a des propriétés assainissantes : parfait pour éliminer les bactéries, les virus et les champignons. C'est votre allié pour une maison saine !

En pratique

Pour désinfecter toutes les surfaces, dans la cuisine, la salle de bains, les toilettes, misez sur les bienfaits de l'huile essentielle de citron et utilisez cette solution désinfectante au citron faite maison (voir la recette ci-après).

La recette

DÉSINFECTANT MULTI-USAGE

Ingrédients : 150 ml d'alcool à 90 °C ; 350 ml d'eau ; 5 gouttes d'HE de citron

> Dans un flacon spray, mélangez tous les ingrédients.

> Vaporisez les surfaces avec cette solution et essuyez avec une éponge, sans rincer.

DÉSODORISANT

Le citron chasse les mauvaises odeurs et assainit l'air ambiant, tout en apportant un parfum frais et vivifiant. De quoi devenir accro !

En pratique

- Pour faire disparaître les odeurs de cuisine ou de produits ménagers, faites bouillir 2 citrons coupés en deux dans une casserole d'eau pendant une dizaine de minutes. Le parfum de l'eau citronnée se répandra dans la pièce et assainira l'air ambiant.
- Récupérez les zestes des citrons et enfermez-les dans un petit sachet de coton ou de gaze. Accrochez-le dans un placard ou posez-le dans un tiroir. Secouez de temps en temps le sachet et renouvelez-le quand il ne sent plus.
- Dans les endroits confinés (placards, toilettes..), déposez un galet sur lequel vous aurez déposé quelques gouttes d'HE de citron. Renouvelez dès que le parfum aura disparu.

ÉMAIL

L'émail est une matière fragile, qui a tendance à s'abîmer avec le temps et sous l'effet de produits trop agressifs. Avec le citron, vous en prenez soin au mieux.

En pratique

Pour raviver l'éclat de l'émail de votre baignoire ou de votre lavabo, frottez les surfaces avec du jus de citron, après les avoir bien nettoyées.

ENCRE INVISIBLE

Envie d'épater vos enfants ? Voici un petit jeu tout simple (et 100 % écolo) qui devrait les ravir…

En pratique
Faites-les dessiner avec un pinceau et du jus de citron sur une feuille blanche. Puis placez votre feuille au-dessus d'une flamme (sans la brûler bien sûr !) : vous verrez apparaître le dessin ou les lettres formées.

FER À REPASSER

On n'y pense pas souvent, mais la semelle d'un fer à repasser a besoin d'être nettoyée régulièrement pour assurer un repassage toujours parfait… Le citron est le produit idéal !

En pratique
Pour nettoyer la semelle de votre fer à repasser, la dégraisser et enlever le calcaire incrusté, frottez-la doucement avec la chair de ½ citron, quand la semelle est encore un peu chaude. Ajoutez un peu de sel fin sur la chair du citron pour renforcer l'efficacité de ce nettoyage. Rincez avec un chiffon humide, puis séchez.

Voir aussi : Repassage.

FOUR

Les taches de graisses et de nourriture incrustées dans le four sont particulièrement difficiles à éliminer. Sauf si on utilise le trio magique citron + eau + bicarbonate de soude.

En pratique

Dans un bol, mélangez le jus d'un citron avec 2 ou 3 c. à s. de bicarbonate et un peu d'eau jusqu'à obtenir une pâte lisse. Frottez cette pâte sur les taches à l'aide d'une éponge humide, laissez agir pendant 10-15 min avant de rincer.

Le conseil en +

N'attendez pas que les taches soient trop incrustées, mieux vaut procéder à un nettoyage régulier !

FOURMIS

Voici une astuce 100 % écologique pour éloigner les indésirables…

En pratique

- Pour barrer le passage aux fourmis, rien de tel que quelques citrons coupés en deux bien placés… Mais sachez que cela fonctionne mieux quand le citron est pourri (et donc qu'il dégage une odeur nauséabonde) ! Il faut savoir ce que vous voulez : faire fuir les fourmis… ou pas ?
- Pour renforcer l'action répulsive des écorces, déposez dessus quelques gouttes d'HE de citron.

INOX

Pour faire briller les objets et les surfaces en inox, adoptez un nettoyage 100 % naturel : le citron.

En pratique

- Pour les objets en inox, la méthode est la même que pour les objets en acier *(voir Acier)*.
- Pour les surfaces en inox (réfrigérateur, crédence, évier...), utilisez du citron pur, soit en frottant la chair d'un citron coupé en deux, soit en humidifiant une éponge avec du jus de citron. Rincez ensuite à l'eau claire.

JOINTS

Les joints de votre douche ou de votre salle de bains sont sales et moisis ? Misez sur le citron qui, en plus de nettoyer, élimine parfaitement les moisissures.

En pratique

Préparez une pâte en mélangeant à parts égales du bicarbonate et du jus de citron. Appliquez sur les zones à nettoyer en couche épaisse et laissez agir quelques minutes. Frottez avec une vieille brosse à dents puis rincez abondamment.

LINGE BLANC

Si vous ne les connaissez pas encore, ne manquez pas de découvrir les propriétés blanchissantes du citron...

En pratique

- Remplacez tous les produits blanchissants par une solution 100 % naturelle : 250 ml de jus de citron, à verser dans le bac à lessive. Utilisez le cycle de lavage normal. On peut aussi glisser dans le tambour une grosse rondelle de citron enfermée dans un filet à linge (pour les sous-vêtements).

- Une autre astuce : faire tremper votre linge dans une grande bassine d'eau tiède citronnée avant le lavage : ajoutez le jus de 2 citrons par litre d'eau.

Voir aussi : Chaussettes blanches (p. 141), Col de chemise (p. 142).

LINGE DE MAISON

S'il reste trop longtemps dans le placard, le linge de maison a tendance à sentir le renfermé. Le citron saura vous éviter ce désagrément…

En pratique

Pour apporter une note fraîche et citronnée à tout votre linge de maison (draps, serviettes de toilette, torchons…), vaporisez-le avec quelques pschitts d'hydrolat de citron. À faire aussi sur les rideaux, les coussins, les oreillers…

MAUVAISES ODEURS

Votre maison sent le renfermé, le tabac ou encore les odeurs de cuisine ? Misez sur le citron !

En pratique

Versez 10 gouttes d'HE de citron dans un diffuseur et mettez-le en marche.

MICRO-ONDES

Pour éviter les mauvaises odeurs dans le four à micro-ondes, il est important de le nettoyer régulièrement. Une opération très facile grâce au citron.

En pratique

- Laissez la porte du four ouverte pendant toute 1 nuit. Le lendemain matin, versez quelques gouttes d'HE de citron dans un bol d'eau et faites chauffer 3 min à puissance moyenne. Une fois l'opération terminée, essuyez les parois du four à l'aide d'une éponge humide. À renouveler autant de fois que nécessaire.
- Vous pouvez aussi déposer un citron coupé en morceaux dans un bol d'eau, et faire chauffer à puissance moyenne pendant 3 min.

MIROIR

Pour enlever les taches récalcitrantes sur un miroir, le citron sera parfait, car il dégraisse et fait briller.

En pratique

Utilisez un citron coupé en deux à frotter sur toute la surface. Un linge imbibé de jus de citron sera tout aussi efficace.

MITES

Pour éloigner ces indésirables, oubliez tous les produits chimiques, néfastes pour votre santé, et misez sur le zeste de citron !

En pratique

- Épluchez un citron à l'aide d'un couteau (vous pouvez sans problème prendre de la peau blanche). Mettez les bandelettes d'écorce dans une coupelle et écrasez-les grossièrement avec un pilon. Déposez la coupelle dans votre armoire et renouvelez-la quand les écorces sont sèches (comptez 1 à 2 mois au maximum).
- Vous pouvez aussi utiliser de l'HE de citron. Déposez-en quelques gouttes sur un galet ou un petit sachet de lavande par exemple, et renouvelez toutes les 2 semaines environ.
- Pensez aussi à nettoyer régulièrement vos armoires avec une solution d'eau citronnée.

ODEURS DE CUISINE

Voir Mauvaises odeurs (p. 149).

ODEUR DE TABAC

Voir Mauvaises odeurs (p. 149).

ODEUR TENACE (SUR DES USTENSILES DE CUISINE)

Malgré le lavage, l'un de vos plats ou de vos couteaux sent toujours le poisson ou l'ail ? Découvrez les propriétés désodorisantes du citron.

En pratique

Frottez les plats avec la chair d'un citron coupé en deux. Adieu les odeurs tenaces !

PLANCHE À DÉCOUPER EN BOIS

Les planches à découper sont l'un des accessoires les plus sales de la cuisine ! En effet, les bactéries se logent dans tous les petits interstices créés par les coupures du bois. D'où l'intérêt de les nettoyer régulièrement.

En pratique
Pour nettoyer votre planche, recouvrez-la de gros sel puis, à l'aide d'un citron coupé en deux, frottez le sel sur toute la surface de la planche. Cela vous permettra de décoller la graisse et les particules alimentaires incrustées dans le bois. Laissez agir une dizaine de minutes. Rincez et essuyez avec un torchon propre.

PLASTIQUE

Avec le temps, le plastique jaunit. Des solutions existent heureusement pour lui redonner toute sa blancheur.

En pratique
Faites tremper l'objet dans un bain d'eau froide additionnée de jus de citron pendant toute 1 nuit. Le lendemain, rincez-le à l'eau froide… et admirez le résultat.

PORCELAINE

Le citron, c'est aussi le secret malin pour redonner un petit coup de jeune à vos objets en porcelaine (sans dorures).

En pratique

Plongez-les 20 min dans une eau tiède additionnée de jus de citron. Rincez abondamment ensuite, avant de sécher.

RATS, SOURIS

Comme les fourmis, les rats et les souris détestent l'odeur du citron pourri (mais peut-être que vous aussi ?). Une aubaine !

En pratique

Placez quelques citrons pourris sur leur chemin, vous pouvez être sûr qu'ils ne l'emprunteront plus… Bien sûr, cette astuce est plus facile à mettre en œuvre à la cave que dans la cuisine.

RÉFRIGÉRATEUR

Destiné à la conservation des aliments, le réfrigérateur se doit d'être d'une hygiène irréprochable…

En pratique

- Pour nettoyer et désinfecter l'intérieur de votre réfrigérateur, imbibez une éponge humide de jus de citron et passez-la sur toutes les surfaces. Le jus de citron peut être remplacé par 4 ou 5 gouttes d'HE de citron.
- Pour éliminer les éventuelles odeurs, versez un peu de jus de citron dans un petit récipient creux et déposez-le au fond du réfrigérateur. Renouvelez tous les 10 jours environ.

L'astuce en +

Pour les taches incrustées, ajoutez un peu de bicarbonate de soude, à l'action abrasive toute douce.

REPASSAGE

Pour parfumer délicatement votre linge, repassez-le avec une vapeur fraîche et citronnée !

En pratique

Mélangez à parts égales de l'eau déminéralisée et de l'eau aromatique (ou hydrolat) de citron et versez dans le réservoir de votre fer à repasser ou de votre centrale vapeur.

RIDEAUX

Voir Linge de maison (p. 149).

ROUILLE

Grâce à ses antioxydants, le citron est LE remède antirouille !

En pratique

Pour enlever des taches de rouille sur un vêtement ou sur une surface en métal, utilisez ce cocktail magique : jus de citron + sel fin. Si besoin, frottez doucement.

TACHES

Une tache est si vite arrivée ! Plus de panique : vous avez maintenant la solution pour l'éliminer rapidement…

En pratique

- Une **tache de stylo-bille** sur une belle chemise toute blanche ? Frottez-la dès que possible avec quelques gouttes de jus de citron.
- Pour une **tache de feutre** : arrosez de jus de citron et de sel fin, et laissez agir quelques minutes avant de frotter doucement et de passer en machine.
- En cas de **tache d'herbe** sur un pantalon : faites-le tremper dans de l'eau chaude citronnée (le jus d'un citron par litre d'eau), ou versez du jus de citron pur, laissez sécher et passez en machine. Pour plus d'efficacité, ne laissez pas sécher la tache.
- Pour une **tache de vin** : versez du sel fin et frottez avec la chair de ½ citron.
- Pour une **tache d'œuf** : frottez-la avec un linge imbibé d'eau citronnée.

VITRES

Et si vous utilisiez les propriétés dégraissantes du citron pour faire vitre nette ?

En pratique

Utilisez au choix l'un des 2 produits ci-après.

La recette

PRODUIT SPÉCIAL VITRES (1)

Ingrédients : 250 ml d'eau ; 125 ml de vinaigre blanc ; 2 c. à s. de jus de citron

> Versez tous les ingrédients dans un flacon spray.
> Utilisez ce produit pour nettoyer vos vitres, en particulier celles de la cuisine, souvent grasses.

La recette

SPRAY SPÉCIAL VITRES (2)

Ingrédients : 90 ml d'eau déminéralisée ; 10 ml d'alcool à brûler ; 5 gouttes d'HE de citron

> Versez tous les ingrédients dans un flacon spray.
> Mélangez bien avant utilisation, et évitez le contact du produit avec votre peau et vos yeux. À réserver aux surfaces les plus difficiles.

PARTIE 5

LE CITRON, UN VÉRITABLE ALLIÉ EN CUISINE

CHAPITRE 1 UN INGRÉDIENT MAGIQUE À UTILISER SANS MODÉRATION !

En cuisine aussi, le citron est un indispensable : il assaisonne, relève, accompagne, parfume… C'est aussi un ingrédient malin qui assure la réussite de certaines de vos recettes.

ARTICHAUT

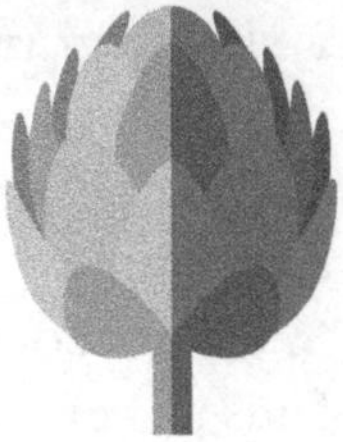

Grâce à sa teneur en antioxydants, le citron lutte contre… l'oxydation ! En clair, il évite que vos artichauts ne prennent une couleur noire plus très appétissante à la cuisson.

En pratique

- Ajoutez dans l'eau de cuisson de vos artichauts un trait de jus de citron et un filet d'huile d'olive.
- Si vous préparez des artichauts poivrade (petits artichauts très tendres qui peuvent se manger crus), pensez à citronner leur cœur après avoir retiré les feuilles extérieures puis les feuilles centrales. Ensuite, conservez-les dans un bol d'eau citronnée en attendant de les utiliser.
- Le jus des artichauts a tendance à noircir la peau. Pour enlever facilement les taches, frottez votre peau avec la chair de ½ citron.

AVOCAT

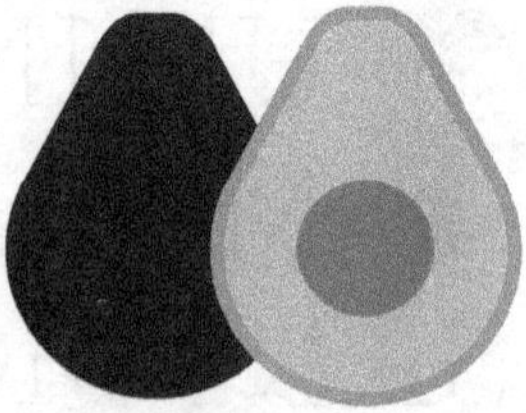

Même principe : les antioxydants du citron empêchent l'avocat de noircir. Une astuce qui fonctionne aussi pour les pommes, les bananes et les champignons !

En pratique
Une fois que vous avez détaillé sa chair en dés ou l'avez écrasée en purée, arrosez-la de quelques gouttes de jus de citron. Ni trop ni trop peu, pour que cela soit efficace sans altérer le goût du fruit.

BANANE

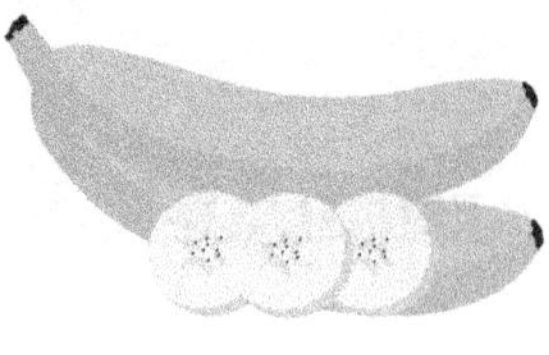

La banane fait partie des fruits qui s'oxydent à vitesse grand V. Misez sur le citron pour qu'elle garde sa couleur d'origine.

En pratique
Si vous découpez des rondelles de banane (pour une salade de fruits frais par exemple), arrosez-les de quelques gouttes de jus de citron.

BARBECUE

La cuisson de la viande au barbecue est dangereuse pour la santé, car elle provoque l'émission de molécules potentiellement cancérogènes, les amines hétérocycliques et les benzopyrènes. La solution pour réduire les dégâts (et rendre la viande moins sèche, par la même occasion), c'est le citron !

En pratique

Préparez un mélange de jus de citron et d'huile d'olive, et faites-y mariner votre viande 2 heures, ou même toute la nuit, en fonction de la viande et de son épaisseur, avant de la faire cuire.

Voir aussi nos recettes de marinade au citron, dans la rubrique Marinade (p. 169).

BLANCS D'ŒUFS EN NEIGE

Le citron, c'est aussi le secret à connaître pour obtenir des blancs bien montés et bien fermes.

En pratique

Ajoutez 1 goutte de jus de citron dans vos blancs une fois qu'ils sont à moitié montés.

L'astuce en +

Pour que vos blancs montent bien, vos œufs, votre saladier et votre fouet doivent aussi être bien froids.

CARAMEL

L'astuce pour obtenir un caramel bien souple ? Utiliser le citron !

En pratique

Ajoutez quelques gouttes de jus de citron à la fin de la cuisson de votre caramel.

CHAMPIGNONS

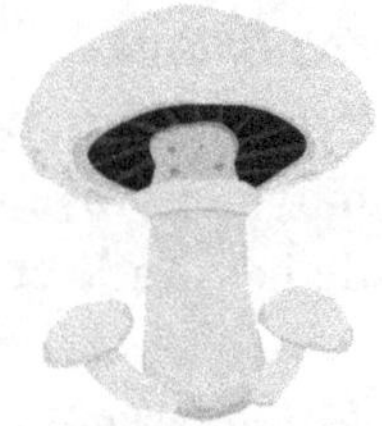

Pas facile de cuisiner des champignons crus, car ils ont tendance à noircir très vite. Pour qu'ils restent bien blancs, il existe une astuce toute simple…

En pratique
Une fois nettoyés et émincés, arrosez-les de jus de citron.

CHOU-FLEUR

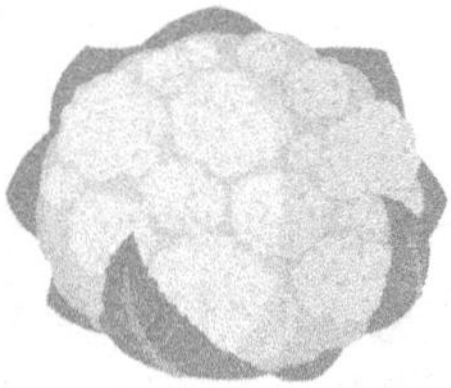

Avec le chou-fleur, le citron a une action quatre en un : il l'aide à garder sa jolie couleur blanche après cuisson, lui permet de rester bien ferme, développe son goût… et empêche les mauvaises odeurs de se propager dans toute la cuisine.

En pratique
Faites cuire le chou-fleur dans de l'eau légèrement citronnée.

CRÈME AIGRE

La crème aigre, aussi appelée « crème sure » ou « crème acidulée » (*sour cream* en anglais), est une crème fraîche fermentée. On peut la préparer facilement soi-même avec du citron.

En pratique
Ajoutez quelques gouttes de citron dans un bol de crème fraîche et mélangez. La consistance de la crème va changer.

QUE FAIRE AVEC DE LA CRÈME AIGRE ?

Elle est idéale pour accompagner les poissons fumés (saumon, hareng...), les salades froides de pommes de terre, certains gâteaux, les fajitas...
Elle est parfaite aussi pour préparer un glaçage pour les gâteaux ! Pour cela, faites fondre au bain-marie à feu doux 110 g de chocolat à pâtisser coupé en morceaux dans 160 ml de crème aigre, jusqu'à ce que le mélange obtenu soit homogène. Versez le glaçage sur le gâteau à la cuillère, et laissez durcir dans un endroit frais.

« CUISSON »

L'acidité du citron permet de « cuire » certains aliments, comme la viande de bœuf, un poisson blanc, des Saint-Jacques ou même des légumes (comme la courgette)... À la clé : une chair ultra-tendre et délicatement parfumée.

En pratique

Préparez ainsi un carpaccio de bœuf au citron (voir la recette p. 189), ou même un carpaccio de courgettes citron-basilic (voir la recette p. 180), sans oublier le fameux ceviche, une recette traditionnelle péruvienne (voir la recette p. 190).

DÉGLAÇAGE

Le déglaçage est une opération qui permet de décoller et de dissoudre les sucs de cuisson d'une poêle, et d'obtenir ainsi une sauce goûteuse et bien parfumée. Cela peut être fait avec du jus de citron.

En pratique

Il suffit de verser quelques gouttes de jus de citron dans la poêle et de mélanger en grattant légèrement les sucs à l'aide d'une spatule.

FRAISES

Les fraises sont des fruits fragiles. Ne les nettoyez surtout pas sous l'eau du robinet : elles seraient moins goûteuses. À la place, utilisez simplement du jus de citron. Bien sûr, ceci n'est valable que pour les fraises bio, pas pour celles bourrées de pesticides, qu'il faudra impérativement laver…

En pratique

Équeutez vos fraises et arrosez-les de jus de citron. De plus, le citron relèvera délicatement leur saveur et évitera leur oxydation.

FROMAGE

Voir Lait fermenté (p. 168).

FROMAGE BLANC

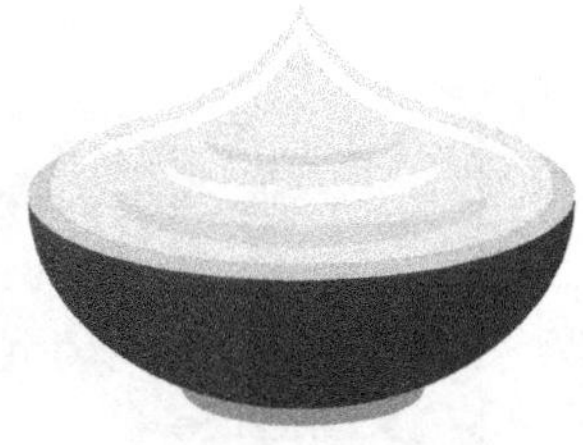

Le citron, c'est l'astuce économique et pratique pour réaliser soi-même de délicieux fromages blancs maison.

En pratique

La méthode est très simple ! Elle est expliquée ci-après.

La recette

FROMAGES BLANCS MAISON

Ingrédients : 1 l de lait ; 100 g de fromage blanc ; 1 c. à c. de jus de citron

> Mélangez tous les ingrédients, puis versez la préparation dans le bac de votre yaourtière-fromagère (pots avec paniers égouttoirs). Mettez en route pour 10 à 15 h. Laissez ensuite le fromage blanc égoutter au frais pendant 2 à 4 h.

Les astuces en +

Plus il sera égoutté, plus il sera ferme et donc moins onctueux. Vous pourrez ensuite le fouetter pour le rendre plus lisse et onctueux. Sachez qu'il se conserve sans problème 1 semaine mais qu'il sera meilleur consommé bien frais.

Le liquide récupéré lors de l'égouttage, c'est du petit-lait, une substance riche en minéraux à utiliser dans vos gâteaux, pâtes à crêpes, pains…

> **ET SANS FROMAGÈRE ?**
>
> Si vous avez un bac à fromage blanc (avec passoire et couvercle), vous pouvez mettre la préparation au four réglé à 30 °C pendant 10 à 15 h, en fonction de la consistance souhaitée.
> À défaut de bac à fromage blanc, versez la préparation dans une passoire recouverte d'une gaze fine, et mettez le tout au four à 30 °C.

FRUITS DE MER

Vous n'êtes pas tout à fait sûr de la fraîcheur de vos huîtres ou autres fruits de mer ? Utilisez du jus de citron ! Il permet d'éliminer les germes pathogènes et de passer à travers les mailles du filet de l'intoxication alimentaire. Sa saveur relèvera aussi délicatement celle du produit…

En pratique
Arrosez-les de quelques gouttes de jus de citron, et patientez 15 min.

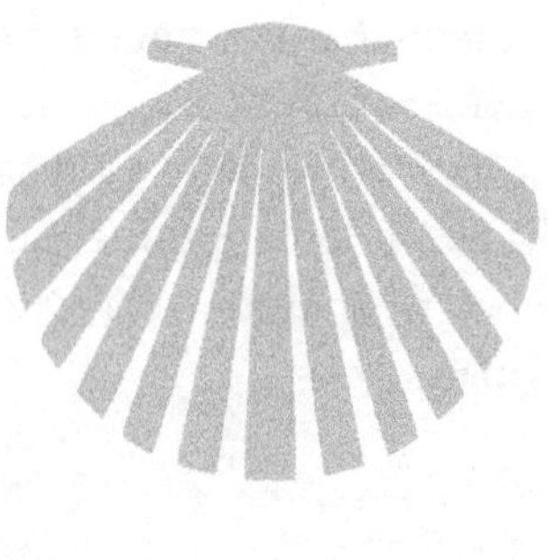

GLAÇAGE

Le citron, c'est l'ingrédient magique pour préparer de beaux glaçages bien brillants.

En pratique

- Mélangez 25 g de jus de citron avec 130 g de sucre glace, en fouettant énergiquement, jusqu'à ce que le mélange épaississe. Versez sur le gâteau, lissez et laissez durcir.
- Vous pouvez également préparer ce glaçage très crémeux – et bien riche – au bon goût de citron (voir recette ci-après).

La recette

GLAÇAGE CRÉMEUX BEURRE-CITRON

Ingrédients : 125 ml de jus de citron ; 1 jaune d'œuf ; 340 g de beurre ; 25 g de farine ; 200 g de sucre en poudre

> Dans un bol, mélangez le jus de citron et le jaune d'œuf. Ajoutez 125 ml d'eau.
> Dans une casserole, faites fondre 60 g de beurre, ajoutez la farine et faites cuire tout en mélangeant pendant 1 minute.
> Incorporez le mélange citron-œuf, portez à ébullition et laissez bouillir 1 minute à petits bouillons en mélangeant sans arrêt.
> Versez la préparation dans le bol d'un blender et laissez tiédir.
> Ajoutez ensuite le sucre en poudre et le reste de beurre, et fouettez jusqu'à obtention d'une préparation bien lisse.
> Étalez le glaçage sur votre gâteau et laissez durcir.

Voir aussi Crème aigre (p. 162).

GLAÇONS

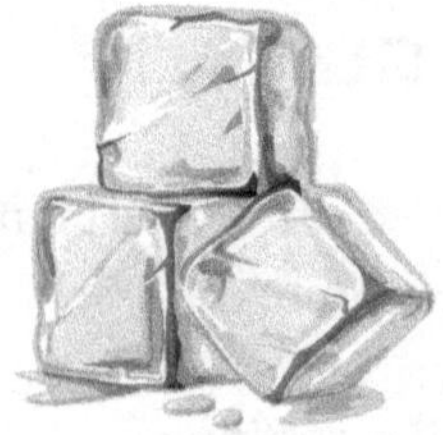

Connaissez-vous les citrons-glaçons ? Une astuce toute simple pour épater vos invités !

En pratique

- Découpez plusieurs citrons bio en quartiers et mettez-les dans un sac congélation, au congélateur. Vous obtiendrez des glaçons citronnés toujours prêts à l'emploi !
- Une autre technique : disposer une rondelle de citron dans chaque compartiment d'une plaque à muffins, puis couvrir d'eau et mettre au congélateur. Vous obtiendrez de gros glaçons parfaits pour aromatiser les carafes d'eau estivales.

L'astuce en +

Ajoutez une petite feuille de menthe ou de basilic sur chaque rondelle de citron ! Ces herbes aromatiseront subtilement vos boissons.

GRUMEAUX

Voir Sauces (p. 174).

LAIT FERMENTÉ

Le jus de citron est très efficace pour faire fermenter ou cailler le lait : c'est une technique très simple pour préparer du lait fermenté (en clair, des yaourts), sans ajout de présure ou de ferments.

En pratique

Faites vos propres yaourts grâce à la recette ci-après.

La recette

YAOURTS MAISON (AVEC UNE YAOURTIÈRE)

Ingrédients : 1 l de lait entier UHT à température ambiante ; 8 c. à s. de jus de citron

> Mélangez le lait et le jus de citron, versez dans les pots de votre yaourtière.

> Mettez en marche la yaourtière selon les indications du fabricant. Laissez fermenter pendant 12 à 13 h environ : vous obtiendrez des yaourts onctueux au léger goût de citron.

Voir aussi la recette de la ricotta maison, p. 196.

MARINADE

Le citron est l'ingrédient incontournable de toutes les marinades. Il apporte de la fraîcheur et permet d'attendrir les chairs. De plus, c'est l'astuce maligne à connaître pour limiter la formation de composés cancérogènes lors de la cuisson au barbecue *(voir Barbecue).*

En pratique

Faites simplement mariner vos aliments dans un mélange jus de citron + huile d'olive. Ou piochez dans l'une de nos recettes !

Les recettes

6 IDÉES DE MARINADES FACILES ET DÉLICIEUSES

> **Marinade citron et miel :** le jus de 1 citron + 2 c. à s. d'huile d'olive + 1 c. à s. de miel liquide. Idéale pour les viandes blanches.

> **Marinade soja et citron :** le jus de 1 citron + 2 c. à s. de sauce soja + 2 c. à s. de miel liquide + 1 gousse d'ail écrasée + 1 petit morceau de gingembre frais pelé.

> **Marinade citron et yaourt :** le jus de 1 citron + 2 yaourts brassés + 2 gousses d'ail + 1 c. à c. de curry.

> **Marinade citron vert et citronnelle :** le jus de 2 citrons verts + 2 tiges de citronnelle hachées + 2 gousses d'ail + 1 c. à s. de miel liquide + 2 c. à s. de sauce nuoc-mam.

> **Marinade citron et ketchup :** le jus de 2 citrons verts + 120 ml de ketchup + 1 c. à s. de paprika.

> **Marinade citron et tomates séchées :** le jus de 1 citron + 4 tomates séchées à l'huile d'olive + 1 gousse d'ail hachée + 2 c. à c. de paprika + 2 c. à s. d'huile d'olive.

L'astuce en +

Testez aussi l'HE de citron dans vos marinades. Attention au dosage : 1 ou 2 gouttes suffisent pour apporter du parfum, sans dénaturer le plat. Essayez par exemple le mélange citron-thym pour une marinade (1 goutte de chaque HE, à mélanger dans de l'huile végétale), idéale pour parfumer du poulet.

MAYONNAISE

Pour réussir une mayonnaise à tous les coups, n'oubliez pas le trait de jus de citron !

En pratique

- Deux écoles cohabitent : certains incorporent le jus de citron à la préparation au début, d'autres à la fin. À vous de voir ce qui vous réussit le mieux…

La recette

MAYONNAISE

Ingrédients : 1 jaune d'œuf ; 1 c. à s. de jus de citron ; 1 c. à c. de moutarde ; 250 ml d'huile de tournesol, de colza ou d'olive ; Sel, poivre

> Versez le jaune d'œuf, le jus de citron et la moutarde dans un bol. Battez à la fourchette ou au fouet.

> Ajoutez l'huile petit à petit (il est très important d'y aller très progressivement). Une fois la consistance désirée obtenue, salez et poivrez.

> Filmez et conservez au frais.

L'astuce en +

En raison de la présence de jaune d'œuf cru, il faut consommer la mayonnaise maison rapidement, dans les 24 h.

- Il est également possible de réaliser une mayonnaise vraiment citronnée, en augmentant la dose de jus de citron. Préparez une mayonnaise classique puis, une fois montée, ajoutez le jus d'un citron entier et fouettez.

PAPILLOTE

Le citron est un excellent allié de la cuisine en papillote. Il apporte un zeste d'acidité et un parfum frais à vos recettes de poisson, de viandes ou de légumes.

En pratique
Vous pouvez ajouter dans vos papillotes de fines rondelles de citron (bio) ou bien du jus de citron.

L'astuce en +

N'utilisez jamais de citron dans des papillotes aluminium. Selon les études scientifiques, l'association aluminium + jus de citron serait neurotoxique. Mieux vaut se tourner vers des papillotes en papier sulfurisé ou en silicone.

PÂTE BRISÉE

Le citron, c'est l'assurance de pâtes brisées maison tendres et pas trop élastiques… Son secret ? Ses acides, qui désagrègent le gluten contenu dans la farine.

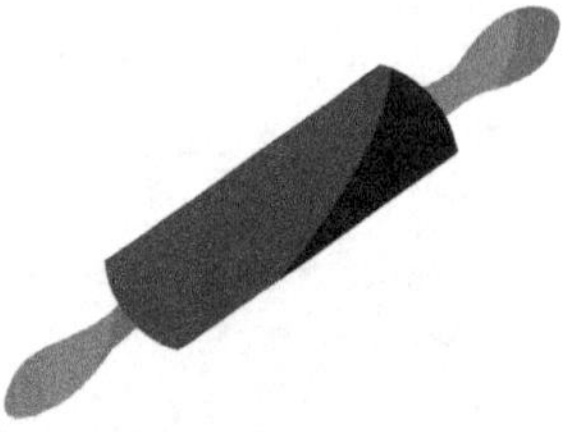

En pratique
Ajoutez quelques gouttes de jus de citron en même temps que l'eau, au moment où vous préparez votre pâte brisée.

PESTICIDES

La plupart des fruits et légumes que nous consommons contiennent des résidus de pesticides. Pour les éliminer, rien de tel qu'un bain de 20 min dans de l'eau vinaigrée (90 % d'eau + 10 % de vinaigre blanc). Rincez ensuite à l'eau froide. S'il reste une odeur désagréable de vinaigre sur vos fruits et légumes, misez sur le citron.

En pratique
Une fois ce lavage effectué, trempez vos fruits et légumes dans de l'eau citronnée pour éliminer l'odeur de vinaigre.

POMME

Voir Avocat (p. 160).

POULET RÔTI

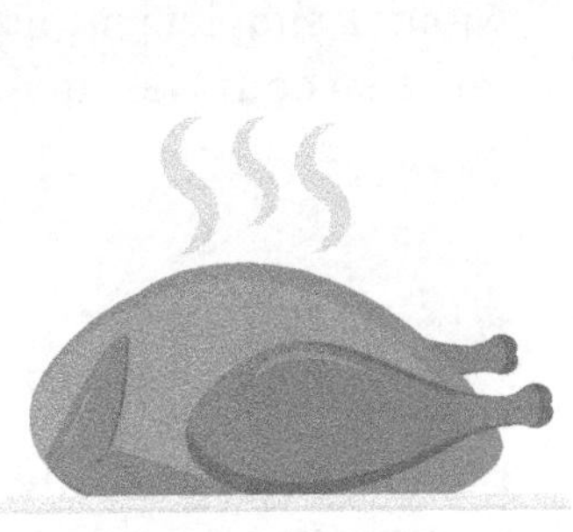

Vous aimez quand votre poulet, ou votre rôti, a une belle couleur dorée ? Vous pouvez lui offrir un petit coup de pouce…

En pratique
Pour obtenir une peau bien dorée et croustillante, badigeonnez-la de jus de citron avant d'enfourner la bête.

RÔTI

Voir Poulet rôti.

SALADE VERTE

Votre salade verte a perdu de sa fraîcheur ? Offrez-lui un petit bain !

En pratique

Faites tremper ses feuilles dans une eau fraîche additionnée de jus de citron pendant 10 min environ. Rincez et égouttez.

SAUCES

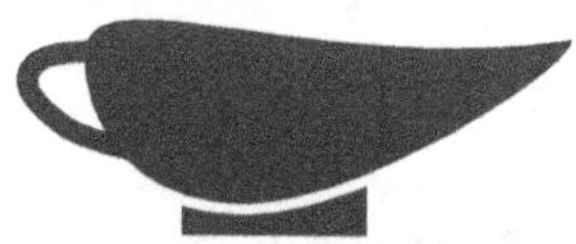

Pas facile de réussir ses sauces à tous les coups. L'astuce anti-grumeaux, c'est le jus de citron.

En pratique

Ajoutez simplement quelques gouttes de jus de citron dans votre sauce en cours de cuisson.

THÉ

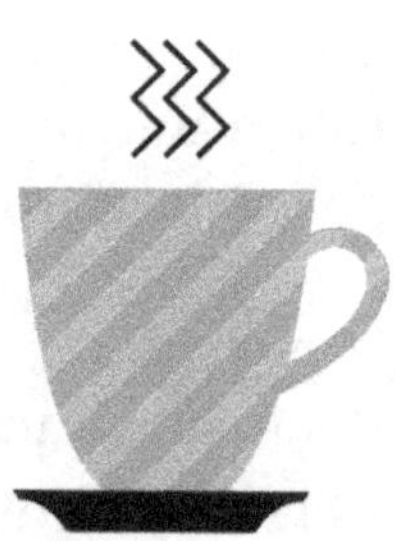

L'ajout d'un peu de jus de citron dans votre thé lui apportera une délicieuse note acidulée. Vous préserverez aussi les précieux antioxydants de cette boisson lors de leur passage dans le système digestif.

En pratique

Voir le mode d'emploi pour préparer un thé au citron dans les règles de l'art p. 33.

VINAIGRETTE

Le jus de citron remplacera avantageusement le vinaigre, et le sel par la même occasion ! Une bonne alternative pour les personnes souffrant d'hypertension, qui doivent réduire leur consommation de sel.

En pratique
Remplacez simplement le vinaigre par la même quantité de jus de citron. Et oubliez la salière !

YAOURT

Le citron est l'ingrédient ad hoc pour la préparation de yaourts, de fromages blancs et de laits fermentés maison. Il permet aussi de les parfumer agréablement…

En pratique
- Pour préparer des yaourts maison, voir la marche à suivre dans *Lait fermenté.*
- Pour parfumer un yaourt nature ou un fromage blanc, ajoutez 1 goutte d'HE de citron et un peu de miel… Régalez-vous.

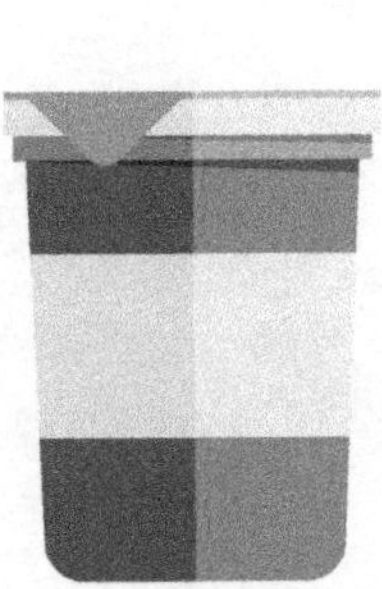

ZESTES

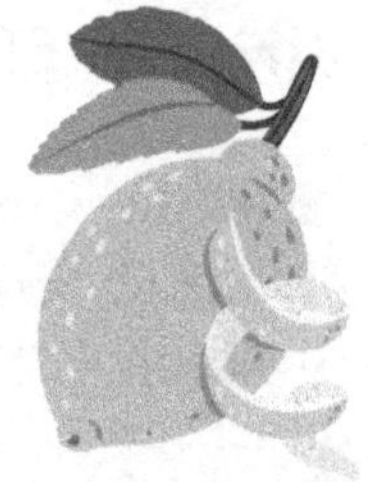

Ils sont parfaits pour apporter une note acidulée à tous vos plats. À condition de connaître quelques trucs et astuces !

En pratique

- Pour éviter de donner un goût amer à vos préparations, n'entamez pas la peau blanche quand vous zestez le citron.
- Pour zester facilement un citron, mieux vaut qu'il soit froid. Mettez-le au réfrigérateur au moins 30 min avant l'opération.
- Pour des zestes fins, qui fondront dans votre préparation (sauce, gâteau…), utilisez une râpe très fine, comme une râpe à fromage. Il existe aujourd'hui sur le marché des râpes spéciales ultrafines conçues à cet effet.
- Les zestes ne s'utilisent pas uniquement dans les gâteaux ou les sauces. Agrémenter un poisson ou une poêlée de légumes, décorer un plat sont autant d'idées originales pour les sublimer.
- Pensez aussi aux zestes de citron confits, à déguster comme des bonbons ! Voir la recette p. 209.

CHAPITRE

2 45 RECETTES COMPLÈTEMENT CITRON !

ENTRÉES

CITRONS FARCIS AU THON

POUR 4 PERSONNES
PRÉPARATION : 20 MIN

Ingrédients : 4 citrons ; 150 g de thon au naturel ; ½ concombre ; 150 g de fromage blanc ; 2 c. à s. de câpres ; quelques brins de ciboulette ; sel, poivre.

> Rincez les citrons et coupez leur base afin qu'ils tiennent debout. Coupez-leur un chapeau, puis évidez-les à l'aide d'une petite cuillère, en prenant soin de ne pas percer la peau. Pressez la chair pour récupérer le jus de citron.

> Pelez le concombre et détaillez-le en tout petits cubes. Émiettez le thon. Rincez et ciselez la ciboulette.

> Mélangez les dés de concombre avec le thon émietté, le jus de citron, le fromage blanc, les câpres et la ciboulette. Salez et poivrez.

> Farcissez les citrons avec cette préparation, recouvrez-les avec leurs chapeaux et mettez-les au frais jusqu'au moment de servir.

CARPACCIO DE COURGETTES CITRON-BASILIC

POUR 4 PERSONNES
PRÉPARATION : 15 MIN

Ingrédients : 2 courgettes jeunes et fines ; 1 citron ; 2 c. à s. d'huile d'olive ; quelques brins de basilic ; 1 oignon rouge ; 30 g de parmesan ; sel, poivre.

> Pelez et hachez très finement l'oignon rouge. Rincez et ciselez le basilic. Pressez le citron. Mélangez le jus de citron avec l'huile d'olive. Salez et poivrez. Détaillez le parmesan en copeaux.
> Rincez les courgettes et taillez-les en très fines rondelles. Disposez les courgettes en rondelles sur une grande assiette. Parsemez d'oignon rouge et de basilic ciselé. Arrosez-les avec le mélange huile d'olive-jus de citron. Répartissez les copeaux de parmesan. Réservez au frais jusqu'au moment de servir.

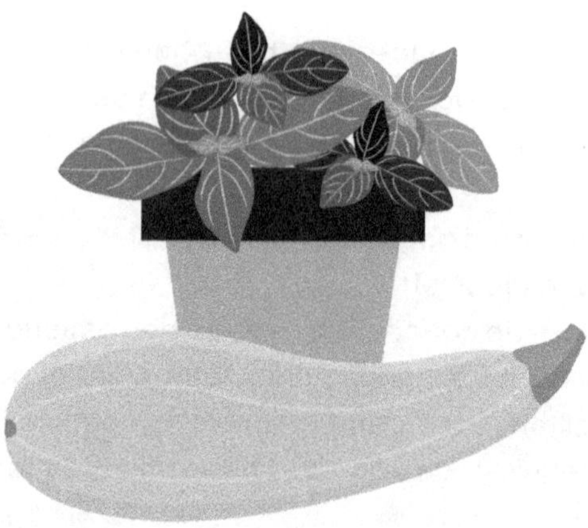

SALADE DE POMMES DE TERRE AU CITRON CONFIT

POUR 4 PERSONNES
PRÉPARATION : 15 MIN
CUISSON : 20 MIN

Ingrédients : 500 g de pommes de terre à chair ferme ; ½ citron confit ; 10 olives noires dénoyautées ; quelques brins de persil plat ; 1 c. à s. de jus de citron ; 2 c. à s. d'huile d'olive ; poivre.

> Faites cuire les pommes de terre à l'eau pendant 20 min. Puis épluchez-les et coupez-les en dés.
> Détaillez le citron confit en tout petits cubes. Coupez les olives en lamelles.
> Dans un saladier, mélangez le jus de citron et l'huile d'olive. Ajoutez les pommes de terre, le citron confit et les olives. Poivrez et mélangez. Parsemez de persil plat. Réservez au frais jusqu'au moment de servir.

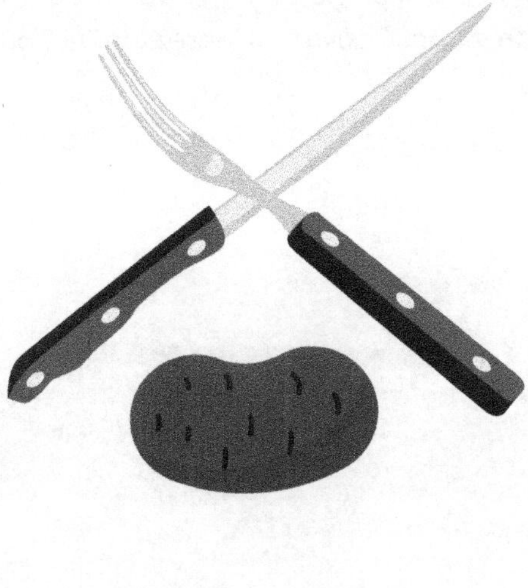

ANCHOIS MARINÉS AU CITRON

POUR 4 PERSONNES

PRÉPARATION : 20 MIN

ATTENTE : 1 NUIT

Ingrédients : 500 g d'anchois frais ; 2 citrons ; 2 gousses d'ail : ½ bouquet de persil plat ; huile d'olive ; vinaigre blanc ; sel, poivre.

> Levez les filets des anchois : enlevez la tête, coupez les poissons dans le sens de la longueur, évidez-les et ôtez les arêtes. Rincez-les rapidement et déposez-les sur un morceau de papier absorbant.

> Déposez les filets d'anchois dans un grand plat et arrosez-les de vinaigre blanc, laissez mariner 1 à 2 min au maximum (les anchois vont blanchir légèrement) puis égouttez-les dans une passoire. Attendez quelques minutes afin que tout le vinaigre s'écoule.

> Pendant ce temps, pressez les citrons. Pelez et hachez finement les gousses d'ail. Rincez et ciselez le persil.

> Déposez ensuite les filets d'anchois égouttés dans un plat, en alternant avec l'ail haché, le persil ciselé et le poivre. Recouvrez le tout d'huile d'olive et de jus de citron. Couvrez et laissez mariner au frais toute 1 nuit.

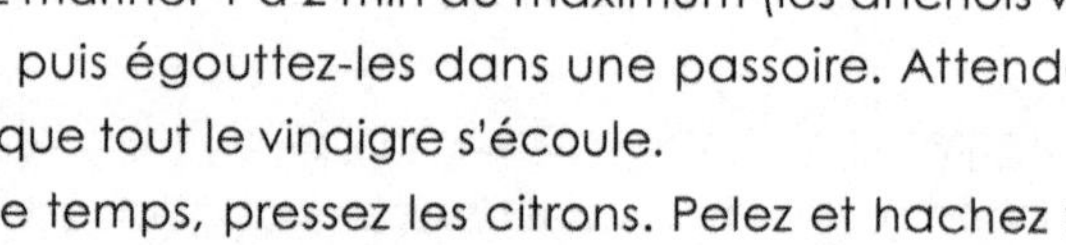

MOZZARELLA GRATINÉE SUR FEUILLES DE CITRONNIER

POUR 4 PERSONNES
PRÉPARATION : 5 MIN
CUISSON : 10 MIN

Ingrédients : 1 grosse boule de mozzarella ; quelques feuilles de citronnier.

> Préchauffez le four thermostat 7 (210 °C).
> Rincez et séchez les feuilles de citronnier. Déposez-les sur la plaque du four recouverte de papier sulfurisé.
> Coupez la mozzarella en morceaux, et déposez-en un sur chaque feuille de citronnier. Enfournez 10 min. Servez chaud.

L'astuce en +

Cette recette d'origine sicilienne surprendra à coup sûr vos invités ! Les feuilles de citronnier séchées au four sont craquantes comme des chips, et la mozzarella a un délicieux goût citronné...

PLATS

TAJINE DE POULET AU CITRON CONFIT

POUR 4 PERSONNES
PRÉPARATION : 10 MIN
CUISSON : 35 MIN

Ingrédients : 4 cuisses de poulet ; 1 citron frais ; 1 citron confit au sel (voir recette p. 213) ; 1 oignon ; 1 gousse d'ail ; 20 olives vertes ; 1 c. à c. de gingembre en poudre ; 1 c. à c. de curcuma en poudre ; 1 c. à c. de poivre en grains ; quelques brins de coriandre fraîche ; 1 c. à s. d'huile d'olive.

> Pelez et râpez l'oignon et la gousse d'ail. Enlevez le sel du citron confit et coupez sa chair en petits dés (réservez l'écorce).
> Dans un saladier, mélangez les épices, l'oignon, l'ail et les morceaux de citron confit. Ajoutez les morceaux de poulet et mélangez.
> Faites chauffer l'huile d'olive dans une cocotte. Ajoutez les morceaux de poulet et faites-les dorer sur toutes les faces. Mouillez à hauteur avec de l'eau, couvrez aux trois quarts et laissez cuire 30 min.
> Ajoutez les olives et le jus de citron frais. Laissez réchauffer 5 min puis servez, décorez de l'écorce du citron confit coupée en lamelles et de la coriandre fraîche.

POULET RÔTI AU CITRON ET AU THYM

POUR 4 PERSONNES
PRÉPARATION : 10 MIN
CUISSON : 1 H ENVIRON

Ingrédients : 1 poulet vidé ; 4 citrons bio ou non traités ; 2 gousses d'ail ; 2 branches de thym ; 1 c. à s. d'huile d'olive ; sel, poivre.

> Préchauffez le four à 210 °C (thermostat 7).
> Pelez l'ail et coupez les gousses en deux. Frottez-en la peau du poulet puis mettez les gousses dans le poulet. Salez et poivrez l'intérieur.
> Rincez les citrons. Coupez-en 2 en fines tranches. Pressez les 2 autres et versez le jus dans le poulet, ajoutez le thym. Badigeonnez le poulet d'huile d'olive et déposez les rondelles de citron sur le poulet.
> Enfournez 1 h environ (temps de cuisson à adapter en fonction du poids du poulet).

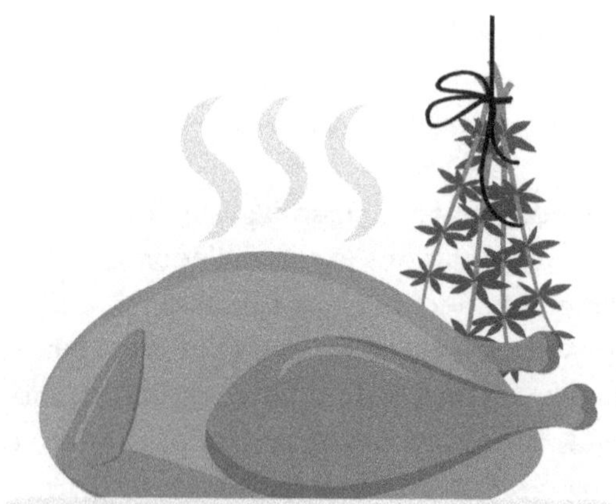

DOS DE CABILLAUD AUX FEUILLES DE CITRONNIER

POUR 4 PERSONNES
PRÉPARATION : 5 MIN
CUISSON : 10 MIN

Ingrédients : 600 g de dos de cabillaud ; 5 feuilles de citronnier ; 1 citron bio ou non traité ; sel, poivre.

> Lavez les feuilles de citronnier. Mettez-les les unes sur les autres, et découpez-les en fines lamelles. Rincez le citron et découpez-le en tranches très fines.

> Rincez et épongez le dos de cabillaud. Déposez-le dans le panier du cuit-vapeur. Ajoutez les rondelles de citron et les lamelles de feuilles de citronnier. Faites cuire 10 min.

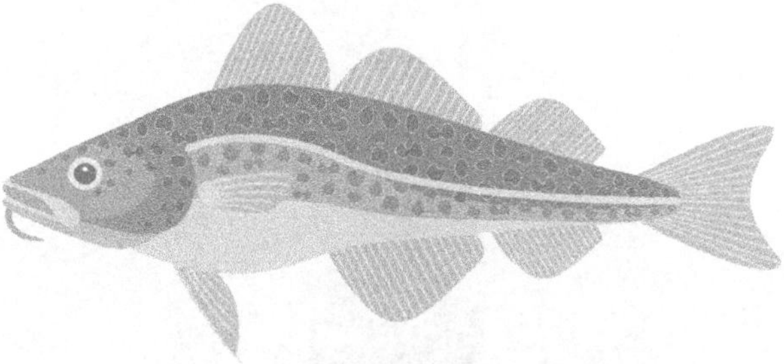

PIQUES DE POULET AUX FEUILLES DE CITRONNIER

POUR 4 PERSONNES
PRÉPARATION : 20 MIN
CUISSON : 20 À 30 MIN

Ingrédients : 500 g de blanc de poulet ; 4 c. à s. de sauce soja ; 1 citron ; 1 grosse poignée de feuilles de citronnier ; 2 gousses d'ail ; 1 petit morceau de gingembre frais ; 2 c. à s. d'huile d'olive ; poivre.

> Pressez le citron. Pelez et hachez les gousses d'ail. Pelez et râpez le gingembre. Rincez les feuilles de citronnier. Ciselez-en 2.
> Coupez le blanc de poulet en gros dés.
> Dans un saladier, versez la sauce soja, le jus du citron, l'huile d'olive, l'ail et le gingembre. Poivrez et ajoutez 2 feuilles de citronnier ciselées. Ajoutez le poulet, mélangez, couvrez et mettez au frais toute la nuit.
> Le lendemain matin, préchauffez le four à 180 °C (thermostat 6). Enroulez chaque morceau de poulet dans une feuille de citronnier et maintenez en place à l'aide d'une petite pique en bois.
> Enfournez 20 à 30 min. Servez chaud.

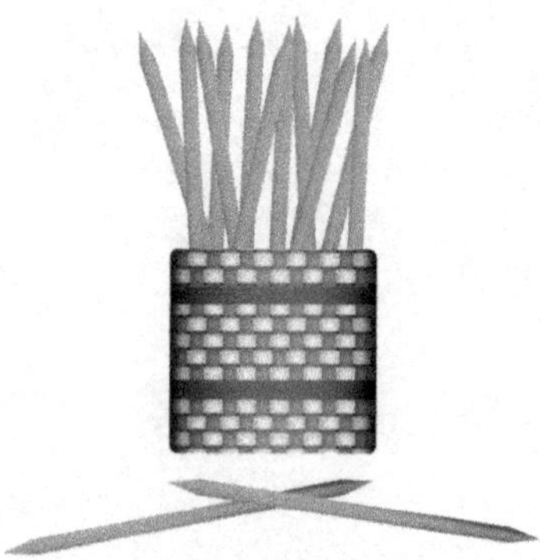

CARPACCIO DE BŒUF AU CITRON

POUR 4 PERSONNES
PRÉPARATION : 10 MIN
ATTENTE : 30 MIN

Ingrédients : 400 g de filet de bœuf ; 1 citron ; 50 g de parmesan ; 3 c. à s. d'huile d'olive ; poivre.

> Mettez le morceau de viande au congélateur 30 min (pour faciliter sa découpe).
> Pressez le citron. Détaillez le parmesan en copeaux.
> Découpez la viande en tranches très fines et disposez-les dans une grande assiette, sans qu'elles se chevauchent.
> Mélangez le jus de citron avec l'huile d'olive et le poivre. Versez sur la viande. Répartissez les lamelles de parmesan et mettez au frais jusqu'au moment de servir.

CEVICHE

POUR 4 PERSONNES
PRÉPARATION : 10 MIN
ATTENTE : 15 MIN

Ingrédients : 500 g de filet de poisson blanc très frais ; 4 citrons verts ; 1 oignon rouge ; 1 petit piment ; ½ bouquet de coriandre fraîche ; sel, poivre.

> Pressez les citrons. Pelez et hachez très finement l'oignon rouge. Rincez et émincez le piment. Lavez et ciselez la coriandre.
> Coupez le poisson en cubes. Ajoutez le jus de citron et laissez mariner 10 min au frais.
> Ajoutez ensuite l'oignon, le piment et la coriandre ciselée. Salez légèrement et poivrez. Laissez mariner encore 5 min avant de servir.

LÉGUMES ET ACCOMPAGNEMENTS

RIZ AU CITRON

POUR 4 PERSONNES
PRÉPARATION : 10 MIN
CUISSON : 25 MIN

Ingrédients : 300 g de riz basmati ; 2 citrons bio ou non traités ; 1 oignon ; 1 échalote ; 1 branche de thym ; 1 c. à s. d'huile d'olive ; sel, poivre.

> Faites cuire le riz en respectant les indications de l'emballage.
> Pelez et hachez finement l'oignon et l'échalote. Rincez les citrons. Zestez l'un des deux et pressez-le. Découpez l'autre en fines rondelles, conservez-en 5 ou 6 et découpez-les en petits morceaux.
> Faites chauffer l'huile d'olive dans une sauteuse. Ajoutez l'oignon, l'échalote et les petits morceaux de citron. Laissez fondre pendant 10 min à feu très doux.
> Ajoutez le riz égoutté, la branche de thym, ainsi que le zeste et le jus de citron. Salez et poivrez. Mélangez et laissez mijoter 2 min.

SPAGHETTIS À L'AIL ET AU CITRON

POUR 4 PERSONNES
PRÉPARATION : 10 MIN
CUISSON : 15 MIN

Ingrédients : 300 g de spaghettis ; 2 citrons bio ou non traités ; 2 gousses d'ail ; 2 c. à s. d'huile d'olive ; 50 g de parmesan râpé ; quelques brins de persil plat ; sel, poivre.

> Faites cuire les spaghettis en respectant les indications de l'emballage.
> Pendant ce temps, rincez et zestez les citrons. Pressez-les. Pelez et hachez l'ail.
> Dans une sauteuse, faites chauffer l'huile d'olive. Ajoutez l'ail et laissez-le fondre à feu très doux.
> Ajoutez les spaghettis égouttés, ainsi que 4 c. à s. d'eau de cuisson. Ajoutez les zestes et le jus de citron, ainsi que la moitié du parmesan. Salez et poivrez. Mélangez et faites chauffer 2 min.
> Avant de servir, ajoutez le reste de parmesan et parsemez de persil plat ciselé.

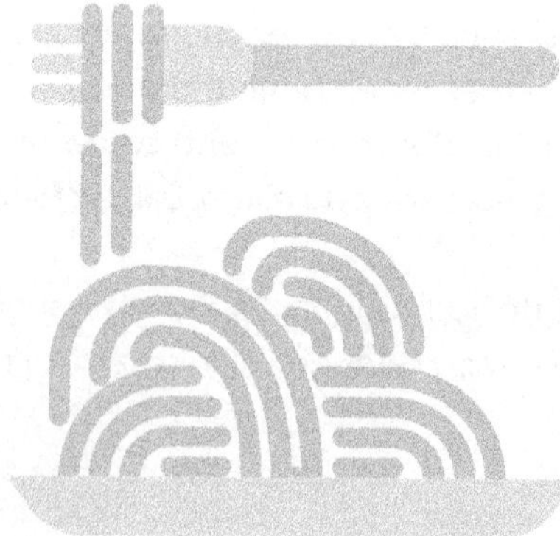

CHOU-FLEUR RÔTI AU CITRON ET AU CURRY

POUR 4 PERSONNES
PRÉPARATION : 10 MIN
CUISSON : 40 MIN

Ingrédients : 1 beau chou-fleur ; 1 citron bio ou non traité ; 1 c. à s. de curry en poudre ; 2 c. à s. d'huile d'olive ; 4 gousses d'ail ; ½ bouquet de coriandre fraîche.

> Préchauffez le four à 210 °C (thermostat 7).
> Rincez le citron, zestez-le et pressez-le. Pelez et hachez les gousses d'ail. Dans un saladier, mélangez le jus et le zeste de citron, le curry, l'huile d'olive et l'ail haché.
> Détaillez le chou-fleur en bouquets et rincez-les. Ajoutez-les dans le saladier et mélangez de manière à bien enrober les morceaux de chou-fleur.
> Déposez-les sur la plaque du four recouverte de papier sulfurisé et enfournez 40 min environ en tournant les bouquets de temps en temps.
> Au moment de servir, parsemez de coriandre rincée et ciselée.

CAROTTES AU CITRON ET AU CUMIN

POUR 4 PERSONNES
PRÉPARATION : 10 MIN
CUISSON : 20 MIN

Ingrédients : 500 g de carottes ; ½ citron ; 2 gousses d'ail ; ½ c. à c. de graines de cumin ; quelques brins de coriandre fraîche ; 2 c. à s. d'huile d'olive ; sel, poivre.

> Épluchez les carottes et coupez-les en rondelles assez épaisses. Faites-les cuire 10 min à la vapeur.
> Pelez et hachez l'ail. Pressez le citron. Rincez et ciselez la coriandre.
> Faites chauffer l'huile dans une sauteuse. Ajoutez l'ail et les graines de cumin. Laissez revenir 5 min à feu doux, puis ajoutez les carottes. Salez et poivrez. Mélangez et laissez réchauffer 5 min.
> Ajoutez le jus de citron et parsemez de coriandre fraîche ciselée. Servez tiède ou froid.

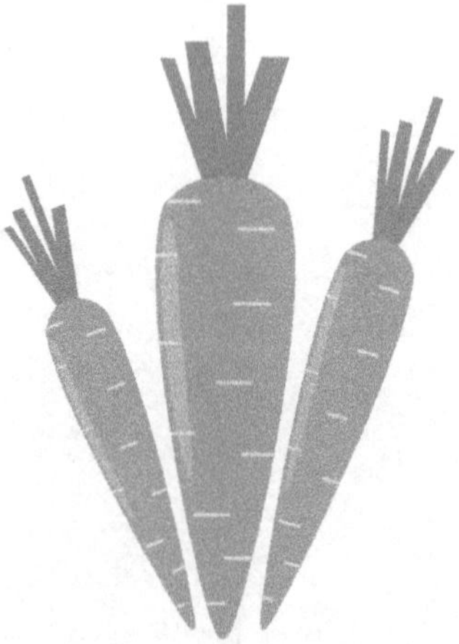

FROMAGES, DESSERTS & GOURMANDISES

CRÈMES CITRON-COCO

POUR 4 PERSONNES
PRÉPARATION : 15 MIN
CUISSON : 25 MIN

Ingrédients : 1 citron bio ou non traité ; 300 ml de lait de coco ; 150 ml de crème de coco ; 3 œufs ; 60 g de sucre en poudre.

> Préchauffez le four thermostat 6 (180 °C).
> Rincez le citron et zestez-le. Faites tiédir le lait et la crème de coco.
> Battez les œufs entiers avec le sucre en poudre jusqu'à ce que le mélange blanchisse. Ajoutez le mélange lait + crème de coco, ainsi que le zeste de citron. Mélangez bien. Versez dans 4 ramequins.
> Faites cuire les crèmes 25 min dans le four au bain-marie. Laissez-les refroidir puis mettez-les au frais au moins 2 h.

RICOTTA MAISON

POUR ENVIRON 300 G DE RICOTTA
PRÉPARATION : 5 MIN
CUISSON : 10 MIN
ATTENTE : 1 NUIT

Ingrédients : 1 l de lait entier ; 20 cl de crème fraîche entière liquide ; 1 citron ; ¼ de c. à c. de sel fin.

> Pressez le citron.
> Versez le lait, la crème et le sel dans une casserole. Faites chauffer jusqu'à ce que le mélange atteigne la température de 85 °C.
> Ajoutez le jus de citron et mélangez rapidement. Baissez la température et laissez sur le feu tout en continuant à mélanger. Lorsque le caillé se forme, ne mélangez pas et éteignez le feu. Laissez refroidir à température ambiante pendant 15 min.
> Recouvrez une passoire d'un linge propre et fin. Versez la préparation et laissez égoutter pendant toute 1 nuit au réfrigérateur (utilisez un récipient assez profond pour que le petit-lait recueilli n'atteigne pas le fond de la passoire).
> Une fois le fromage totalement égoutté, versez-le dans un bol, couvrez-le et conservez-le au frais pendant 3 jours environ.

L'astuce en +

Ne jetez pas le petit-lait que vous avez récupéré : vous pourrez l'utiliser dans vos pains, gâteaux, pâtes à crêpes…

CRÈMES LÉGÈRES CITRON-AMANDES

POUR 4 PERSONNES
PRÉPARATION : 5 MIN
CUISSON : 5 MIN
ATTENTE : 2 H

Ingrédients : 4 gouttes d'HE de citron ; 4 c. à s. de miel ; 500 ml de « lait » d'amandes ; 2 g d'agar-agar.

> Dans une casserole, versez le miel et l'HE. Mélangez. Versez la boisson végétale et mélangez, puis incorporez l'agar-agar. Faites chauffer à feu doux jusqu'à ébullition, puis laissez bouillir 2 min sans cesser de mélanger.
> Versez la préparation dans des ramequins. Laissez refroidir puis mettez au frais au moins 2 h.

L'astuce en +

L'agar-agar est un gélifiant naturel : il s'agit d'une algue. Elle affiche zéro calorie, avec en prime un effet coupe-faim. Idéal pour préparer des recettes ultralégères ! On le trouve facilement dans les boutiques bio ou au rayon aide à la pâtisserie de votre supermarché. Optez pour les sachets de 2 g, pratiques à utiliser (c'est la dose adéquate pour ce type de dessert avec ½ litre de liquide).

CAKE AU CITRON

POUR 6 PERSONNES
PRÉPARATION : 15 MIN
CUISSON : 40 MIN

Ingrédients : 2 citrons ; 150 g de farine ; 160 g de sucre en poudre ; 120 g de beurre ; 3 œufs ; ½ c. à c. de levure chimique.

> Préchauffez le four à 180 °C (thermostat 6).
> Rincez les citrons. Prélevez le zeste et le jus.
> Faites fondre le beurre. Ajoutez le sucre en poudre et mélangez. Ajoutez le zeste de citron puis les œufs, un par un. Incorporez ensuite la farine, la levure et le jus de citron.
> Versez la préparation dans un moule à cake beurré et fariné. Enfournez 40 min environ. Vérifiez la cuisson à l'aide de la pointe d'un couteau : elle doit ressortir sèche.

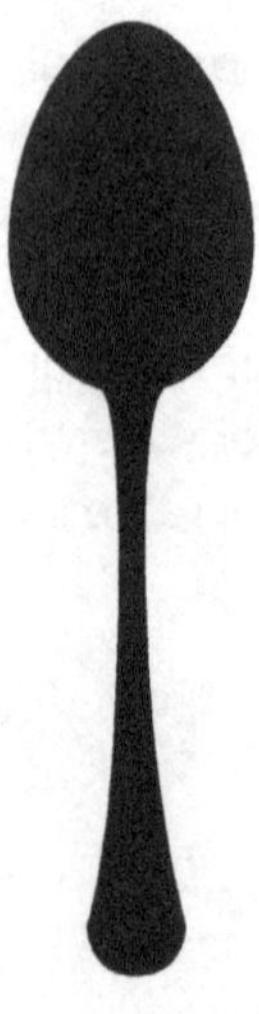

GÂTEAU YAOURT-COCO À L'HUILE ESSENTIELLE DE CITRON

POUR 6 PERSONNES

PRÉPARATION : 15 MIN

CUISSON : 30 MIN

Ingrédients : 1 yaourt ; 3 œufs ; 2,5 pots de farine de blé ; 3 c. à s. bombées de farine de coco ; 1,5 pot de sucre en poudre ; ½ pot d'huile végétale neutre (tournesol par exemple) ; 4 gouttes d'HE de citron ; ½ sachet de levure.

> Préchauffez le four à 180 °C (thermostat 6).

> Dans un saladier, mélangez le yaourt avec le sucre. Récupérez le pot du yaourt, nettoyez-le et séchez-le. Utilisez-le pour mesurer les autres ingrédients.

> Ajoutez les œufs et battez bien la préparation au fouet. Incorporez ensuite la farine de blé et la farine de coco, ainsi que la levure.

> Mélangez l'huile végétale et l'HE de citron. Ajoutez-la dans la pâte et mélangez bien.

> Versez la préparation dans un moule préalablement beurré et enfournez 30 min. Vérifiez la cuisson à l'aide de la pointe d'un couteau : plantée au centre du gâteau, elle doit ressortir sèche.

L'astuce en +

Décorez votre gâteau de quelques zestes de citron confits (voir la recette p. 209).

CHARLOTTE AU CITRON

POUR 6 PERSONNES
PRÉPARATION : 30 MIN
ATTENTE : 2 H + 4 H
CUISSON : 20 MIN

Ingrédients : 24 biscuits à la cuillère ; 3 citrons bio ou non traités ; 3 jaunes d'œufs ; 250 g de sucre en poudre ; 25 cl de crème liquide bien froide ; 3 feuilles de gélatine.

> Mettez les feuilles de gélatine à tremper dans un bol d'eau froide pendant au moins 2 h. Rincez les citrons à l'eau froide. Séchez-les et récupérez leur zeste et leur jus.
> Dans un saladier, battez les jaunes et 200 g de sucre jusqu'à ce que le mélange blanchisse. Versez dans une petite casserole et ajoutez la moitié des zestes. Faites chauffer à feu doux jusqu'à ce que le mélange épaississe. Laissez tiédir.
> Dans une autre casserole, versez le jus de citron et faites chauffer à feu doux. Hors du feu, ajoutez les feuilles de gélatine essorées en remuant bien à l'aide d'un fouet, jusqu'à ce qu'elles soient bien dissoutes. Laissez tiédir.
> Montez la crème en chantilly.
> Mélangez la chantilly avec le mélange jus de citron + gélatine et la préparation aux œufs. Réservez au frais.
> Versez le reste du sucre dans une casserole, ajoutez 200 ml d'eau et le reste des zestes. Portez à ébullition et laissez tiédir.
> Trempez rapidement les biscuits dans le sirop de citron, un à un, puis garnissez le fond et les côtés d'un moule à charlotte. Versez la mousse au citron, recouvrez de biscuits et mettez au frais au moins 4 h. Démoulez la charlotte avant de servir.

L'astuce en +

Ajoutez dans le sirop 1 c. à s. de limoncello ou de rhum.

TARTE AU CITRON MERINGUÉE

POUR 6 PERSONNES
PRÉPARATION : 30 MIN
ATTENTE : 30 MIN
CUISSON : 40 MIN

Ingrédients pour la pâte sablée : 250 g de farine ; 125 g de beurre bien mou (+ 1 noix pour le moule) ; 50 g de sucre glace ; 1 jaune d'œuf ; 1 pincée de sel.
Ingrédients pour la crème au citron *(lemon curd)* : 4 citrons bio ; 3 œufs ; 125 g de sucre blond ; 1 c. à s. de fécule de maïs.
Ingrédients pour la meringue : 3 blancs d'œufs ; 20 g de sucre glace.

> Préparez la pâte. Versez la farine dans un saladier, ajoutez le beurre mou coupé en petits dés. Mélangez les ingrédients en « sablant » la pâte entre les doigts.
> Une fois que le beurre est complètement absorbé, ajoutez le sucre glace, le jaune d'œuf et 30 ml d'eau. Mélangez rapidement. Formez une boule, enveloppez-la dans un film alimentaire et laissez reposer 30 min au frais.
> Préchauffez le four à 180 °C (thermostat 6).
> Étalez la pâte à l'aide d'un rouleau à pâtisserie, entre deux feuilles de papier sulfurisé, et garnissez-en un moule à tarte beurré. Déposez un poids sur la pâte et enfournez-la 20 min.
> Pendant ce temps, préparez la crème au citron. Rincez les citrons, zestez-en 2 et pressez les 4. Versez le zeste et le jus dans une casserole. Ajoutez le sucre blond et la fécule de maïs préalablement délayée dans un peu d'eau. Faites chauffer à feu doux en mélangeant de temps en temps.

> Pendant que le sucre fond, battez les œufs entiers dans un saladier. Une fois que le sucre a fondu, versez le mélange citron-sucre-fécule sur les œufs entiers en fouettant, puis reversez la préparation dans la casserole. Faites chauffer à feu moyen en fouettant quelques minutes : la crème va épaissir. Versez la crème sur le fond de pâte et laissez refroidir à température ambiante puis au frais.

> Quelques minutes avant de servir la tarte, préparez la meringue : battez les blancs d'œufs avec le sucre glace jusqu'à ce que la texture soit bien ferme. Étalez la préparation, sans la casser, sur la crème au citron. Enfournez sous le gril du four bien chaud 2 à 3 min, four ouvert, en surveillant bien la coloration.

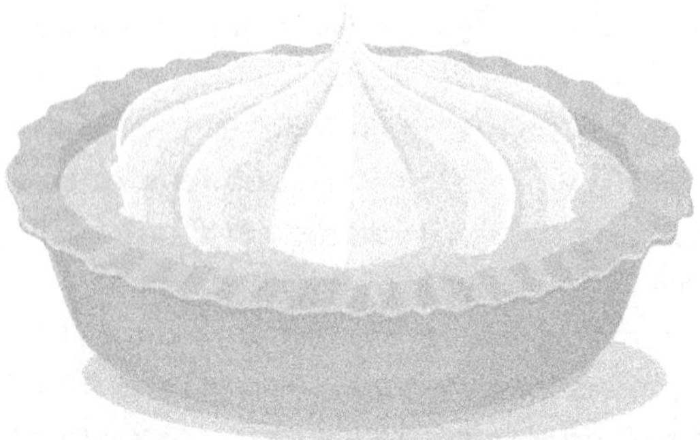

GÂTEAU AU CITRON ET AUX AMANDES

POUR 6 PERSONNES
PRÉPARATION : 10 MIN
CUISSON : 25 MIN

Ingrédients : 2 citrons bio ou non traités ; 3 œufs ; 40 g de farine (+ 1 c. à s. pour le moule) ; 40 g de poudre d'amandes ; 60 g de purée d'amandes blanches ; 60 g de sucre en poudre ; 1 sachet de sucre vanillé ; ½ sachet de levure chimique ; 30 g d'amandes effilées ; 1 pincée de sel ; 1 noix de beurre.

> Préchauffez le four à 180 °C (thermostat 6).
> Rincez les citrons, récupérez leur zeste et leur jus.
> Dans un saladier, battez au fouet les jaunes d'œufs avec les sucres et la pincée de sel. Ajoutez la purée d'amandes, le jus et les zestes de citron et continuez à battre. Ajoutez la poudre d'amandes, la farine et la levure. Mélangez énergiquement.
> Battez les blancs d'œufs en neige et incorporez-les délicatement à la préparation précédente.
> Versez dans un moule beurré et fariné et enfournez 25 min. Vérifiez la cuisson du gâteau avec la pointe d'un couteau. Une fois le gâteau refroidi, démoulez-le et décorez-le avec les amandes effilées.

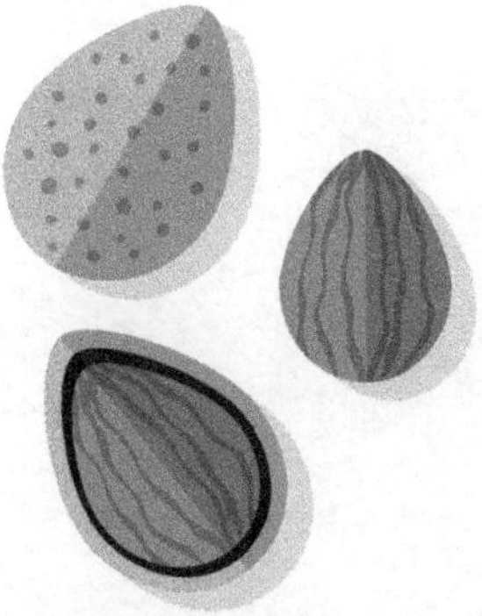

CITRONS GIVRÉS

POUR 4 PERSONNES
PRÉPARATION : 10 MIN
CUISSON : 5 MIN
ATTENTE : 1 NUIT + 4 H

Ingrédients : 4 citrons bio ou non traités ; 200 g de sucre en poudre ; 2 blancs d'œufs.

> Rincez les citrons. Coupez-leur des chapeaux. Récupérez leur pulpe à l'aide d'une petite cuillère sans percer leur peau. Mettez les citrons et leurs chapeaux au congélateur.
> Dans une casserole, versez le sucre et ajoutez 200 ml d'eau. Portez à ébullition et laissez bouillir 2 min. Ajoutez la pulpe des citrons. Mélangez et laissez refroidir à température ambiante, puis au réfrigérateur pendant toute 1 nuit.
> Le lendemain, montez les blancs d'œufs en neige. Ajoutez-les au sirop de citron. Remplissez les citrons congelés avec cette préparation, refermez-les avec les chapeaux et mettez-les au congélateur pendant au moins 4 h.

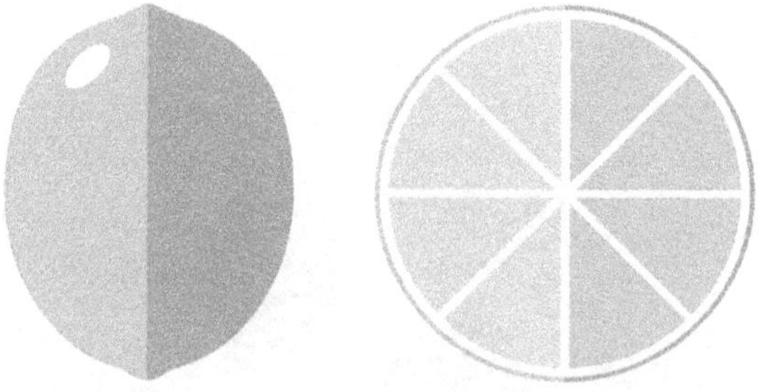

SORBET AU CITRON (À LA SORBETIÈRE)

POUR 4 PERSONNES
PRÉPARATION : 5 MIN
CUISSON : 5 MIN
ATTENTE : 1 H + 40 MIN ENVIRON EN SORBETIÈRE + 12 H AU CONGÉLATEUR

Ingrédients : 5 citrons bio ou non traités ; 250 g de sucre en poudre ; 1 blanc d'œuf.

> Versez le sucre dans une casserole. Ajoutez 250 ml d'eau. Faites chauffer à feu doux, jusqu'à dissolution du sucre.
> Rincez les citrons. Zestez-en 2 et pressez les 5. Ajoutez le jus et le zeste de citron dans la casserole. Laissez refroidir puis mettez au frais pendant 1 h.
> Versez la préparation dans le bol de la sorbetière. Mettez en route en suivant les indications du fabricant.
> Montez le blanc d'œuf en neige.
> Quand le sorbet commence à prendre, vers la fin de l'opération (qui dure en moyenne 40 min), ajoutez le blanc d'œuf.
> Une fois la glace prise, mettez-la 12 h au congélateur avant dégustation.

L'astuce en +

Vous pouvez parfumer votre sorbet avec quelques feuilles fraîches de basilic ou de menthe. Pour cela, mixez-les dans la préparation au citron avant de la mettre dans la sorbetière. Vous pouvez aussi ajouter quelques tout petits dés d'écorces de citron confites.
Si vous n'avez pas de sorbetière, versez le mélange, avec le blanc d'œuf battu, dans un récipient assez haut pour y mettre un mixer plongeant. Mettez au congélateur 20 min. Puis sortez-la et mixez-la avant de la remettre au congélateur. Répétez cette opération au moins 3 fois. Plus vous le ferez, plus le sorbet sera fin et onctueux.

CRÈME GLACÉE AU CITRON

POUR 4 PERSONNES
PRÉPARATION : 10 MIN
ATTENTE : 30 À 40 MIN EN SORBETIÈRE + 1 H AU CONGÉLATEUR

Ingrédients : 2 citrons bio ou non traités ; 120 g de sucre en poudre ; 180 ml de lait entier ; 180 ml de crème entière liquide ; 3 jaunes d'œufs.

> Rincez et zestez les citrons. Pressez-les. Battez les œufs dans un bol.
> Versez le lait et la crème dans une casserole. Portez à ébullition puis ajoutez le sucre. Incorporez un peu de cette préparation dans les jaunes d'œufs battus, mélangez bien et reversez dans la casserole.
> Faites cuire à feu très doux, sans cesser de remuer, jusqu'à obtention d'une crème fluide.
> Ajoutez les zestes de citron et laissez refroidir hors du feu. Une fois la préparation refroidie, ajoutez le jus de citron et mélangez.
> Versez dans le bol de la sorbetière et mettez-la en marche, selon les indications du fabricant, pendant 30 à 40 min. Puis mettez la glace au congélateur au moins 1 h.

CONFITURE DE CITRON

POUR 5 À 6 POTS
PRÉPARATION : 15 MIN
ATTENTE : 30 MIN
CUISSON : 30 MIN

Ingrédients : 2 kg de citrons bio ou non traités ; environ 1 kg de sucre gélifiant.

> Lavez les citrons. Zestez-en 6 d'entre eux en faisant de larges bandes. Plongez-les 30 min dans l'eau bouillante. Rincez-les et laissez-les reposer dans un saladier rempli d'eau froide.
> Pelez les citrons restants. Découpez tous les citrons en cubes en mettant de côté les pépins et les parties blanches. Faites cette opération au-dessus d'un récipient pour ne pas perdre de jus.
> Pesez la chair et le jus des citrons récupérés (vous ajouterez, plus tard, la même quantité de sucre, ou un tout petit peu moins, pour une confiture plus acide).
> Versez la chair et le jus des citrons dans une casserole. Portez à ébullition et laissez cuire 10 min en mélangeant sans cesse.
> Coupez les zestes de citron refroidis en fins bâtonnets, à l'aide de ciseaux. Ajoutez-les dans la casserole, hors du feu. Ajoutez également le sucre et remuez. Remettez sur le feu et portez de nouveau à ébullition. Laissez bouillir 10 min.
> Écumez la confiture et versez-la dans des pots préalablement ébouillantés. Fermez les couvercles et retournez les pots. Laissez-les refroidir avant de les entreposer.

L'astuce en +

Pour savoir si la confiture est cuite, versez-en quelques gouttes sur une assiette froide puis penchez l'assiette : si la confiture coule lentement, elle est cuite !

PÂTE À TARTINER AMANDES-CITRON

POUR 1 POT
PRÉPARATION : 5 MIN

Ingrédients : 1 citron ; 80 g de purée d'amandes blanches ; 80 g de dattes Medjool.

> Pressez le citron. Mixez les dattes avec la purée d'amandes et le jus de citron, jusqu'à obtention d'une consistance homogène.
> Versez dans un pot et conservez au frais 1 semaine.

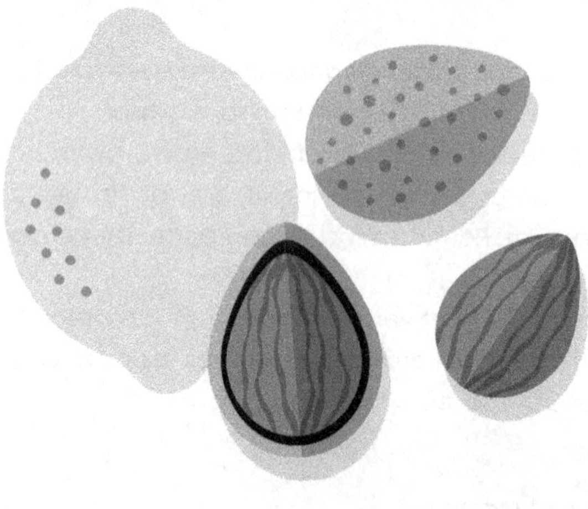

ZESTES DE CITRON CONFITS

POUR 4 PERSONNES
PRÉPARATION : 15 MIN
CUISSON : 30 MIN
ATTENTE : 1 H

Ingrédients : 3 gros citrons bio ou non traités ; 50 g de sucre en poudre.

> Rincez les citrons. À l'aide d'un zesteur, prélevez de larges bandes de zeste, sans entamer la partie blanche. Pressez l'un des citrons pour obtenir une c. à s. de jus.
> Versez le sucre et 100 ml d'eau dans une casserole. Faites-le fondre à feu doux et laissez cuire 10 min. Ajoutez les zestes des citrons, ainsi que le jus de citron. Laissez cuire 20 min, toujours à feu doux.
> Laissez ensuite reposer les zestes dans le sirop, à température ambiante, pendant 1 h. Égouttez-les et laissez-les sécher sur une feuille de papier sulfurisé.

L'astuce en +

Ces zestes fins sont parfaits en pâtisserie, pour aromatiser ou décorer les gâteaux.
Pour faire des écorces plus épaisses (style orangettes), voir la recette de la page suivante.

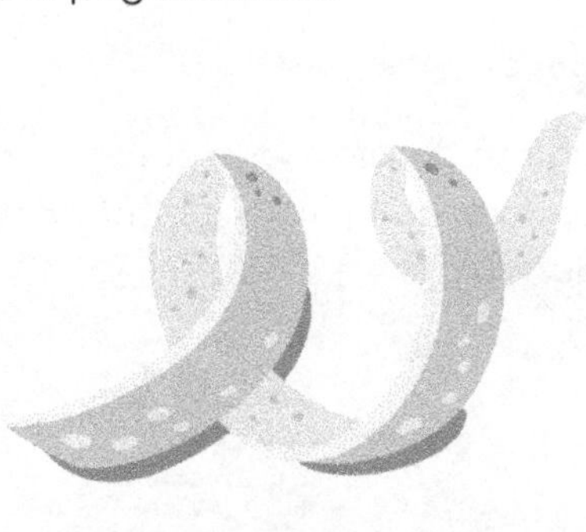

ÉCORCES DE CITRON CONFITES

POUR 4 PERSONNES
PRÉPARATION : 20 MIN
CUISSON : 50 MIN
ATTENTE : 3 H + 1 NUIT

Ingrédients : 4 gros citrons bio ou non traités ; sucre en poudre.

> Rincez les citrons. Coupez la base de chaque citron (pour le faire tenir debout) puis découpez son écorce en bandes larges à l'aide d'un couteau. Recoupez ensuite ces morceaux d'écorce en lamelles pas trop fines.

> Plongez-les dans une casserole d'eau froide et portez à ébullition. Quand l'eau bout, égouttez-les. Refaites cette opération 3 fois (pour retirer l'amertume de la partie blanche).

> Pesez les écorces, mettez-les dans une casserole et ajoutez leur poids en sucre. Couvrez d'eau à hauteur et portez à ébullition. Quand la préparation bout, éteignez le feu et laissez refroidir. Faites cette opération 2 autres fois, puis laissez refroidir la préparation toute 1 nuit.

> Le lendemain, remettez la préparation sur le feu, faites chauffer à feu doux jusqu'à ce que les écorces deviennent translucides. Retirez-les alors du feu et laissez-les égoutter sur une grille.

L'astuce en +

Une fois les écorces confites, vous pourrez les saupoudrer de sucre en poudre, ou bien les glacer dans un bain de chocolat fondu.

ASSAISONNEMENTS & CONDIMENTS

HUILE PARFUMÉE CITRON ET THYM

POUR UNE BOUTEILLE D'1 L
PRÉPARATION : 5 MIN
CUISSON : 1 H
ATTENTE : 1 SEMAINE

Ingrédients : 1 l d'huile d'olive ; 1 citron bio ou non traité ; quelques branches de thym sec ; 6 grains de poivre.

> Préchauffez le four à la température la plus basse.
> Rincez le citron et prélevez son zeste en larges bandes. Faites-les sécher environ 1 h au four (ou une journée au soleil !).
> Ajoutez les zestes de citron, le thym et les grains de poivre dans la bouteille d'huile d'olive. Refermez-la et laissez-la reposer au moins 1 semaine dans un endroit frais et sec.

VINAIGRETTE AU MIEL ET AU CITRON

POUR 4 PERSONNES
PRÉPARATION : 5 MIN

Ingrédients : 1 citron ; 2 c. à c. de miel liquide ; 2 c. à c. d'huile d'olive ; 2 gousses d'ail ; sel, poivre.

> Pressez le citron. Pelez et pressez les gousses d'ail.
> Mélangez le jus de citron avec le miel liquide, l'huile d'olive et l'ail pressé. Salez et poivrez.

L'astuce

Un assaisonnement idéal pour les carottes râpées, le chou blanc ou rouge, le fenouil...

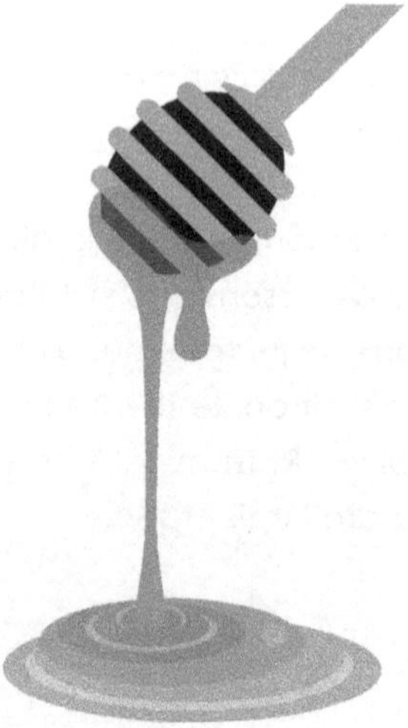

CITRONS CONFITS AU SEL (LACTOFERMENTÉS)

POUR 1 GROS BOCAL

PRÉPARATION : 15 MIN

ATTENTE : 4 H + 4 SEMAINES

Ingrédients : 1,5 kg de citrons bio ou non traités ; 1 kg de gros sel gris.

> Rincez les citrons, mettez-les dans une grande cocotte et couvrez-les entièrement d'eau bouillante. Laissez refroidir le tout à température ambiante, pendant au moins 4 h.

> Coupez chaque citron en quatre, en ne détachant pas complètement les quartiers. Remplissez-les généreusement de gros sel et entassez-les dans un grand bocal en verre.

> Une fois le bocal rempli, fermez-le et entreposez-le dans un endroit frais et sec, à l'abri de la lumière. Tous les 3 ou 4 jours, appuyez sur les citrons avec une spatule de manière à faire sortir le jus (qui va progressivement recouvrir tous les citrons). Attendez au moins 3 ou 4 semaines avant de les consommer.

L'astuce en +

Ces citrons confits sont parfaits pour préparer un tajine de poulet au citron (voir recette p. 185).

À NOTER

Ces citrons confits au sel sont aussi des citrons lactofermentés. La lactofermentation est un procédé de conservation ancestral. Elle consiste à conserver les aliments dans un milieu anaérobie (sans air), ce qui favorise la multiplication des bactéries lactiques. Ces bonnes bactéries acidifient le milieu et limitent le développement des mauvaises bactéries, responsables de la putréfaction (pourrissement). En clair, les aliments se conservent plus longtemps. Les bactéries lactiques ont par ailleurs des bienfaits santé avérés : ce sont des probiotiques, c'est-à-dire qu'elles vont nourrir la flore intestinale, dont on connaît aujourd'hui toute l'importance pour la santé !

SAUCE CRÉMEUSE AU CITRON

POUR 4 PERSONNES
PRÉPARATION : 5 MIN
CUISSON : 10 MIN

Ingrédients : 1 citron ; 50 g de beurre ; 20 cl de crème liquide ; 1 c. à s. de moutarde fine ; sel.

> Pressez le citron.
> Dans une casserole, faites fondre le beurre à feu très doux. Ajoutez la moutarde et mélangez bien. Ajoutez le jus de citron et la crème. Faites cuire à feu très doux en mélangeant, jusqu'à obtenir une consistance onctueuse. Salez légèrement en fin de cuisson.

L'astuce en +

Cette sauce est idéale pour accompagner un filet de poisson blanc.

PICKLES DE CITRON AUX ÉPICES

POUR 1 POT
PRÉPARATION : 5 MIN
CUISSON : 15 MIN
ATTENTE : 1 SEMAINE

Ingrédients : 4 citrons bio ou non traités ; 2 c. à s. de graines de moutarde ; 2 c. à s. de graines de fenouil ; 1 c. à c. de curcuma en poudre ; ½ c. à c. de cumin ; 1 c. à c. de paprika ; 1 c. à s. de sel fin ; 5 cl d'huile de tournesol.

> Rincez les citrons et coupez-les en huit.
> Dans une poêle, faites chauffer l'huile. Ajoutez les graines de moutarde et de fenouil. Laissez-les revenir 5 min à feu doux. Ajoutez le curcuma, le cumin et le paprika, et mélangez. Ajoutez ensuite les citrons et le sel, et laissez cuire 10 min à feu doux.
> Laissez tiédir la préparation hors du feu, puis mettez-la dans un bocal. Refermez-le, et laissez les citrons reposer pendant 1 semaine dans un endroit frais et sec, en secouant le bocal tous les jours pour bien mélanger les ingrédients.

L'astuce en +

Ces pickles sont délicieux en accompagnement d'un poisson blanc et/ou de riz.

PICKLES DE CITRON AU GINGEMBRE

POUR 2 BOCAUX DE 0,75 L

PRÉPARATION : 15 MIN

CUISSON : 15 MIN

ATTENTE : 2 JOURS + 2 SEMAINES

Ingrédients : 5 citrons bio ou non traités ; 6 cm de gingembre frais ; 2 oignons ; 4 petits piments rouges ; 8 gousses d'ail ; 2 feuilles de laurier ; 80 ml d'huile d'olive ; 6 grains de poivre noir ; 100 g de gros sel.

> Rincez les citrons et coupez-les en tranches de 0,5 cm d'épaisseur environ. Mélangez-les avec le gros sel et laissez-les reposer au frais pendant 2 jours.

> Le jour de la préparation, rincez les citrons sous un filet d'eau du robinet. Laissez-les sécher sur du papier absorbant.

> Pendant ce temps, pelez le gingembre et coupez-le en tranches de 1 cm d'épaisseur environ. Pelez les oignons et détaillez-les en tranches. Pelez les gousses d'ail et coupez-les en deux.

> Versez l'huile dans une casserole. Ajoutez le gingembre, les piments, l'ail, le laurier et le poivre. Faites chauffer jusqu'à 100 °C environ.

> Ajoutez les rondelles d'oignons et laissez infuser 5 min à feu doux. Laissez tiédir hors du feu.

> Ébouillantez les bocaux. Remplissez-les en alternant les tranches de citron et la marinade au gingembre. Fermez les bocaux et laissez reposer au moins 2 semaines dans un endroit frais et sec avant consommation.

L'astuce en +

Une fois ouvert, le bocal se consomme dans les 2 mois.

Ces pickles accompagneront délicieusement les viandes blanches et les poissons. Ils seront parfaits aussi dans vos marinades.

CHUTNEY DE CITRON

POUR 1 POT
PRÉPARATION : 10 MIN
ATTENTE : 1 NUIT
CUISSON : 50 MIN

Ingrédients : 2 gros citrons bio ou non traités ; 1 oignon ; 2 c. à s. de raisins secs ; 150 ml de vinaigre de vin blanc ; 60 g de sucre en poudre ; 1 c. à c. de cinq épices ; 2 c. à c. rases de sel fin.

> Rincez les citrons. Coupez-les en petits morceaux et mélangez-les avec le sel. Couvrez et laissez reposer toute la nuit au réfrigérateur.
> Le lendemain, rincez les citrons à l'eau froide plusieurs fois et égouttez-les. Pelez et émincez l'oignon.
> Mettez les citrons et l'oignon dans une casserole. Ajoutez les épices, le sucre, le vinaigre et les raisins. Portez à ébullition et laissez cuire 5 min à feu moyen. Puis baissez le feu, couvrez et laissez cuire à feu doux 45 min environ, en mélangeant régulièrement.
> Versez la préparation dans un pot stérilisé, fermez le couvercle et retournez-le. Laissez refroidir dans un endroit frais et sec avant de remettre le pot à l'endroit.

L'astuce en +

Une fois le pot de chutney ouvert, conservez-le au frais et consommez-le dans les 15 jours.
Vous pouvez l'utiliser pour accompagner un poisson ou une viande blanche, un fromage de chèvre…

BEURRE AU CITRON

PRÉPARATION : 5 MIN

Ingrédients : 100 g de beurre doux ; 1 citron bio ou non traité.

> Sortez le beurre du réfrigérateur afin qu'il ramollisse.

> Rincez le citron. Zestez-le finement et pressez-le.

> Versez le zeste de citron ainsi que 15 ml de jus de citron dans le bol d'un mixeur. Ajoutez le beurre mou coupé en morceaux. Mixez jusqu'à obtention d'une préparation homogène.

> Versez le beurre citronné dans un petit récipient et mettez au frais jusqu'au moment de servir.

L'astuce en +

Ce beurre est délicieux en accompagnement d'un poisson, de légumes vapeur, de pâtes, de riz…

SEL AU CITRON

POUR 1 PETIT POT DE SEL
PRÉPARATION : 10 MIN
CUISSON : 15 MIN

Ingrédients : 50 g de fleur de sel ; 2 citrons bio ou non traités.

> Rincez et séchez les citrons. Zestez-les finement, pour obtenir une sorte de poudre. Faites-la sécher au four, à température minimale, pendant 10 à 15 min (en surveillant qu'elle ne brûle pas).
> Mélangez les zestes séchés et refroidis avec la fleur de sel. Versez dans un petit pot et refermez.

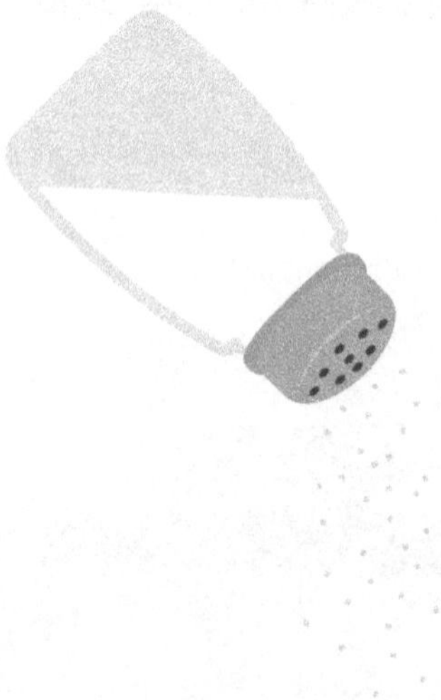

BOISSONS

DAIQUIRI

POUR 1 PERSONNE
PRÉPARATION : 5 MIN

Ingrédients : 4 cl de rhum cubain ; 2 cl de jus de citron frais ; 1 cl de sirop de sucre de canne.

> Remplissez la moitié du shaker de glace pilée, et ajoutez le rhum, le jus de citron et le sirop de sucre de canne. Secouez énergiquement pendant 15 s et versez dans le verre, en filtrant (pour éviter les morceaux de glace).

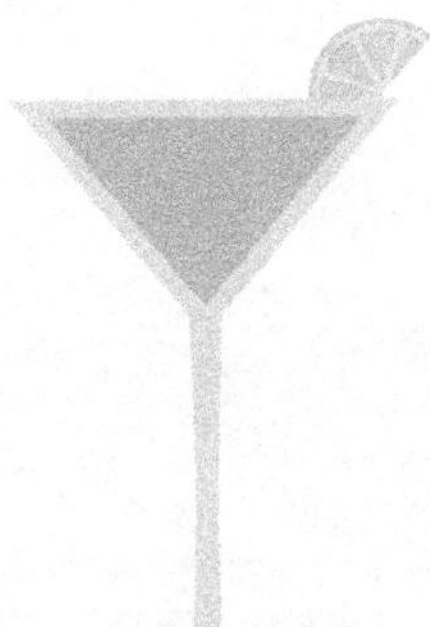

SIROP DE CITRON

POUR UNE BOUTEILLE EN VERRE HERMÉTIQUE DE 0,75 L
PRÉPARATION : 15 MIN
CUISSON : 30 MIN
ATTENTE : 4 H

Ingrédients : 4 gros citrons bio ou non traités ; 400 g de sucre en poudre.

> Lavez et zestez les citrons. Pressez-les : vous devez récupérer 150 g de jus environ. Filtrez-le.
> Versez les zestes de citron dans une casserole. Ajoutez le sucre en poudre et 250 ml d'eau. Faites chauffer à feu doux jusqu'à dissolution du sucre.
> Ajoutez le jus de citron filtré et portez à ébullition. Laissez cuire à petits bouillons 20 min environ.
> Laissez ensuite reposer la préparation 4 h environ.
> Filtrez le sirop et versez-le dans une bouteille en verre.

L'astuce en +

Vous pouvez utiliser ce sirop pour préparer des limonades (ajoutez de l'eau plate ou pétillante) ou pour aromatiser des desserts (gâteaux, crèmes...).
Il se conserve environ 3 mois au réfrigérateur.

SIROP DE CITRON (RECETTE EXPRESS)

POUR UNE BOUTEILLE EN VERRE HERMÉTIQUE DE 0,75 L
PRÉPARATION : 2 MIN
CUISSON : 20 MIN ENVIRON

Ingrédients : 350 ml d'hydrolat de citron ; 350 g de sucre de canne en poudre.

> Versez l'hydrolat et le sucre en poudre dans une casserole. Faites cuire à feu doux jusqu'à ce que la préparation épaississe.
> Versez dans une bouteille en verre et conservez au réfrigérateur.

SIROP DE CITRON (RECETTE SUPER-EXPRESS)

POUR UNE BOUTEILLE DE 0,5 L
PRÉPARATION : 1 MIN

Ingrédients : 500 ml de sirop d'érable ; 20 gouttes d'HE de citron.

> Ajoutez les gouttes d'HE dans la bouteille de sirop d'érable. Mélangez bien avant utilisation.

LIMONADE EXPRESS

POUR 1 PERSONNE
PRÉPARATION : 2 MIN

Ingrédients : 1 grand verre d'eau pétillante ; 2 gouttes d'HE de citron ; 2 c. à c. de sirop d'agave.

> Versez le sirop d'agave et l'HE de citron dans un grand verre, et mélangez. Diluez avec l'eau pétillante. Ajoutez quelques glaçons et servez sans attendre.

LIMONADE FERMENTÉE

POUR 3 BOUTEILLES D'1,5 L
PRÉPARATION : 5 MIN
ATTENTE : 4 À 5 JOURS

Ingrédients : 3 l d'eau de source ; 1 citron bio ; 2 figues sèches ; 200 g de sucre en poudre.

> Rincez le citron, coupez-le en quartiers. Coupez les figues en quatre.
> Versez l'eau dans un grand bocal (ou plusieurs). Ajoutez le sucre et mélangez bien. Ajoutez les quartiers de citron et les morceaux de figues sèches. Fermez le bocal et laissez macérer la préparation 4 jours dans un endroit plutôt chaud.
> Filtrez la préparation et conservez-la dans des bouteilles en verre, que vous entreposerez au réfrigérateur. Attendez au moins 6 h avant de consommer la boisson. Vous pouvez la conserver jusqu'à 1 semaine.

INDEX DES RECETTES SANTÉ, BEAUTÉ, MAISON, CUISINE

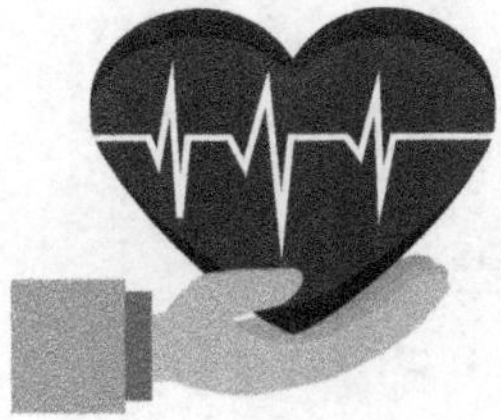

LES RECETTES SANTÉ

À avaler

À diffuser ou à respirer

LES RECETTES MAISON

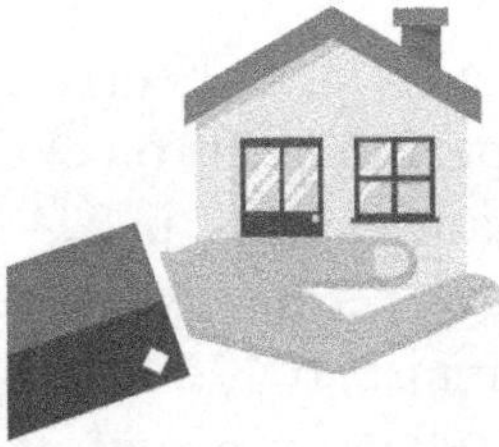

LES RECETTES CUISINE

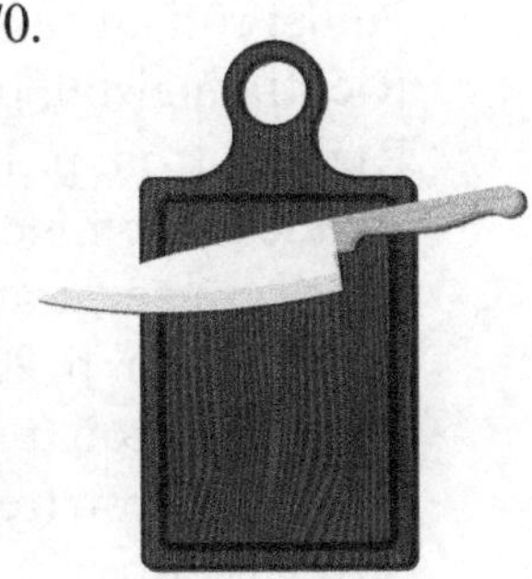

TABLE DES MATIÈRES

PARTIE 2

Du même auteur, dans la même collection :

Le grand livre des secrets du bicarbonate

À paraître en juin 2018

Déjà disponibles aux éditions Leduc.s :

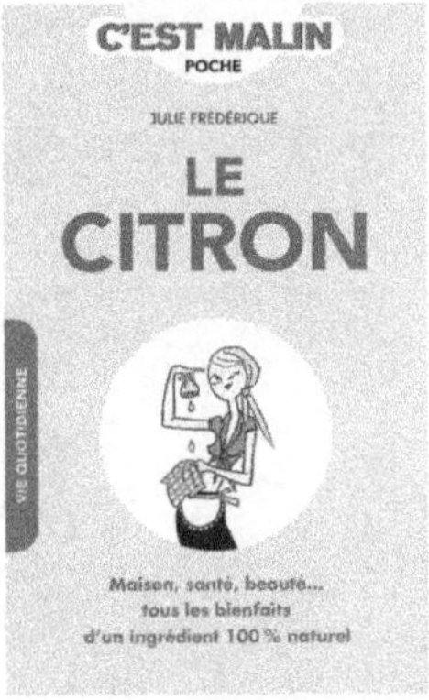

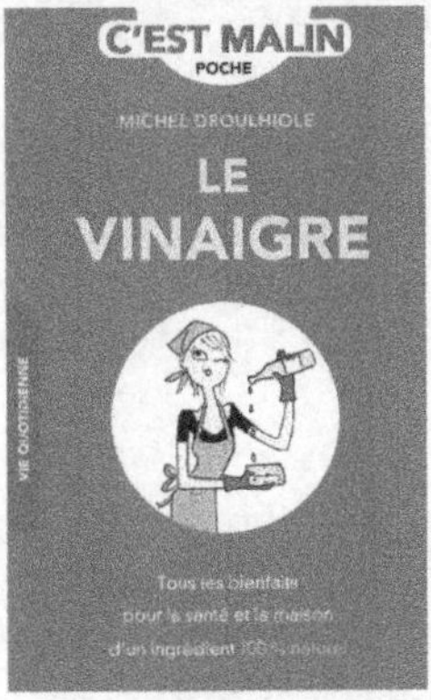

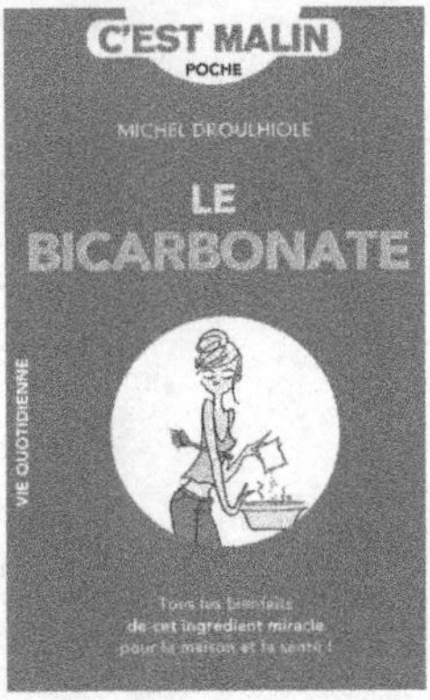

Achevé d'imprimer en France
par CPI Bussière
À Saint-Amand-Montrond (18)
Dépôt légal : février 2018
N° d'impression : 2034259